MOYENS

PROPRES

A GARANTIR LES HOMMES

DU SUICIDE.

MOYENS

PROPRES

A GARANTIR LES HOMMES

DU SUICIDE,

OUVRAGE, dans lequel, après avoir tâché de découvrir les Causes du Meurtre volontaire de soi-même, on tâche aussi de montrer les Moyens de s'en garantir;

PRÉCÉDÉ

D'un Discours sur l'Origine, les Progrès du SUICIDE chez les Anglois & les François.

Par L. P. L. D.

> . . . . quam vellent æthere in alto
> Nunc & pauperiem & duros perferre labores!
> Æn. lib. 6, v. 433.

A PARIS,

Chez BENOÎT MORIN, rue Saint-Jacques, à la Vérité.

M. DCC. LXXIX.

Avec Approbation & Privilege du Roi.

A MONSEIGNEUR,

PHILIPPE DE NOAILLES,

Duc de Mouchy, Maréchal de France, Grand d'Espagne de la premiere Classe, Chevalier des Ordres de Sa Majesté, &c. Commandant en chef dans la Province de Guienne, &c. &c.

MONSEIGNEUR,

J'AI un droit comme naturel à votre protection : je suis né dans une Ville qui ne s'est jamais au-

tant glorifiée du titre de Capitale,
que depuis que le Roi vous a
confié le Commandement de la
Guienne. Je me joins avec empressement aux peuples heureux que
vous gouvernez avec sagesse, que
vous défendez avec courage, pour
louer les qualités éminentes qui
vous distinguent. Je n'entrepren-
drai cependant pas de célébrer
toutes vos vertus, je craindrois
d'en diminuer l'éclat par la foiblesse de mes expressions, & j'en-
freindrois le précepte que vous
m'avez fait en acceptant mon
hommage. Je laisse donc à la
reconnoissance de mes Compatriotes de fournir à la renommée

les traits de bienfaisance qu'ils
éprouvent chaque jour de votre
part. Je ne puis néanmoins passer
sous silence une vertu que vous
pratiquez malgré tous les obstacles que semble lui opposer votre
état ; vertu qui de nos jours est
banie du cœur de presque tous les
humains, je veux dire la Religion.

Les préjugés du siecle m'ôtent
même l'espoir de voir rejaillir sur
moi les bienfaits dont vous com-
blez tant d'autres : mais ils ne
sauroient m'empêcher de prendre
en main la cause de la Religion
que vous professez, & de la Patrie que vous défendez. Tel est,
MONSEIGNEUR, l'objet du

petit Ouvrage que je prends la liberté de faire paroître sous vos auspices. Il est fait pour venger les droits de l'une, & pour conserver à l'autre les membres dont elle a besoin pour se maintenir.

Je suis avec un profond respect,

MONSEIGNEUR,

DE VOTRE GRANDEUR,

Le très-humble & très-obéissant
Serviteur, L. D.

PRÉFACE.

CE mot *Suicide* est nouveau (1): mais ce qu'il signifie ne l'est pas; il y a long-temps que des hommes incapables de porter le poids de la vie s'en font déchargés.

Si cette maladie ne faisoit des ravages que dans les Indes ou en Afrique, on seroit ému & attendri en apprenant les détails de ces ravages: mais on ne s'en alarmeroit pas, les terres & les mers immenses qui nous séparent de ces contrées font des barrieres qui nous tranquilliseroient: mais elle semble ménacer l'Europe

(1) Le Dictionnaire de Trévoux en attribue l'invention à l'Abbé Desfontaines. Voyez au mot *Suicide.*

A 2

entiere. On ne doit pas craindre ſans doute qu'elle y devienne épidémique, la nature y a mis bon ordre : cependant les progrès qu'elle y fait ont droit d'alarmer ceux qui s'intéreſſent à la conſervation de l'eſpece humaine. Il eſt peu de mois, peu de ſemaines, que les nouvelles publiques ne faſſent mention de quelque *Suicide*. On ne ſauroit donc blâmer les efforts de ceux qui cherchent à guérir les hommes de cette malheureuſe manie.

Pluſieurs Auteurs ont oppoſé leurs ouvrages comme une digue qu'ils croyoient propre à arrêter le torrent : mais le torrent étoit trop fort, il a emporté la digue. On continue à ſe tuer. De qui c'eſt-il la faute! des Lecteurs ſans doute, peut-être des Auteurs auffi. Les premiers ne veulent pas quitter leurs préjugés , encore moins combattre leurs paffions. Les feconds femblent ne pas bien diriger leurs attaques. Il en eft qui fe font rendus prefqu'inintelligibles : d'autres fourniffent des armes au monftre qu'ils combattent. D'autres fe font contentés de plaire , au lieu de faire des efforts pour convaincre , abattre , terraffer. Il n'eft pas étonnant que les uns n'aient fait que peu de fruits; que les autres aient multiplié les Suicides ; que les derniers enfin n'aient arrêté la main d'aucun furieux. Peut-être aurai-je le fort de quelqu'un d'eux, peut-être de tous. N'importe , mon deffein eft louable , je cherche à conferver les hommes.

Si j'étois auffi puiffant que

Ptolomée Philadelphe, ce ne feroit pas par des livres que je voudrois arrêter la fureur du *Suicide*. J'imiterois ce grand Roi: je fermerois la bouche aux Apologiftes de ce monftre (1). A ce moyen j'en ajouterois d'autres tout au moins auffi efficaces. Je rétablirois l'empire des mœurs, j'empêcherois qu'on agît ou écrivît contre elles; je rendrois la condition des hommes la meilleure poffible, &c. &c.: mais je ne fuis pas Roi; je n'ai pour tout pouvoir que du zele pour la

---

(1) Du temps de ce Roi d'Egypte un Philofophe nommé *Hégéfias* parloit fi fortement contre les inconvéniens de la vie, que plufieurs, après l'avoir entendu, fe donnoient la mort. Ptolomée lui défendit de parler en public fur pareille matiere. La fureur de fe tuer ceffa avec le zele de l'Orateur de la mort.

conſervation de mes ſemblables.

Je vais maintenant rendre compte de mon Ouvrage. Ce n'eſt ni une diſſertation, ni un traité de Théologie. Ce ſont des moyens ſimples, dont les hommes de tout état peuvent ſe ſervir pour ſe garantir du *Suicide.* Pour les trouver, ces moyens, il m'a fallu analyſer toutes les cauſes qui agiſſent, tant dans le genre phyſique que dans le genre moral, ſur les hommes qui attentent à leur vie. Cette opération une fois faite, il m'a été facile de propoſer les obſtacles qu'on pourroit oppoſer à leur activité. Ce ſont mes recherches à cet égard que je communique à mes concitoyens. Si, en les leur communiquant, je réuſſis à guérir un ſeul homme de la tendance au

Suicide, j'aurai bien mérité de la Religion & de la patrie.

J'ai cru devoir mettre à la tête de mon Ouvrage un discours sur l'origine & les progrès du *Suicide* chez les Anglois & les François, parce que ces deux peuples donnent à-peu-près le ton à l'Europe pour les mœurs. Ce sont eux aussi qui semblent se disputer la funeste gloire de donner le plus d'exemples du meurtre volontaire de soi-même.

Je n'insiste pas sur l'utilité du sujet dont je me propose de traiter, il porte sa recommandation avec lui-même. Je demande grace seulement pour l'énergie & pour le style : la foiblesse de mes talens ne m'a pas permis de joindre l'un & l'autre au mérite du sujet.

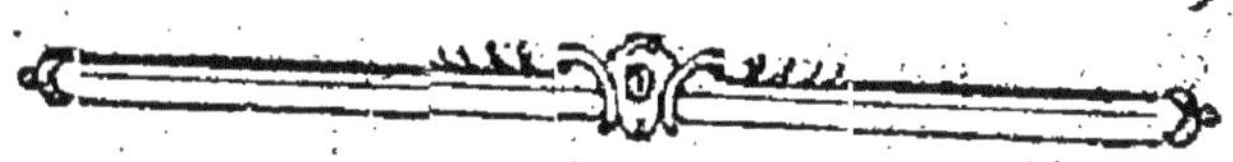

DISCOURS
PRÉLIMINAIRE

SUR l'Origine, les Progrès du SUICIDE. chez les Anglois & les François.

L'ANGLETERRE & la France font deux Royaumes rivaux, qui fe craignent & fe copient. Entre les autres peuples l'inimitié d'une nation la porte à fuir les ufages, les coûtumes de l'autre : ici la rivalité produit l'imitation. Il n'en fut pas ainfi de Rome, de Carthage: ces deux Républiques furent toujours auffi oppofées de mœurs que d'intérêts. Si elles fe reffemblerent en quelque chofe, ce fut en ambition feulement (1). Quand

---

(1) Qu'il y avoit de différence, dit M. Rolin, entre les mœurs des Romains & des Carthaginois ! *Hift. Rom. liv.* 23, *pag.* 327.

A 5

on a donc comparé la France, l'Angleterre, à Rome, à Carthage, on n'a apparemment eu égard qu'à l'antipathie nationale, & non à celle des mœurs.

Le *Suicide* sembloit être en Angleterre comme dans son pays natal : pourquoi ne pas l'y laisser à jamais & pour toujours ? Quelque nation devoit-elle être jalouse de posséder ce monstre ! & cette nation devoit-elle être la Françoise ! elle, dont les mœurs font si douces ; elle, à qui l'on n'avoit jamais reproché les barbaries du Nord. Quel fruit pouvoit-elle recueillir de ce mauvais arbre ? Celui de se détruire de ses propres mains, sans avoir besoin de recourir aux armes de ses ennemis. Fruit funeste, avantage fatal, que la France auroit dû céder tout entier à sa rivale ! Il faut néanmoins convenir que dans cette lute honteuse l'Angleterre a conservé de beaucoup l'éminence sur la France.

En considérant ces deux Royaumes séparément, nous trouverons que le *Suicide* y a fait respectivement plus ou moins de progrès, selon la plus grande ou la moindre activité des causes qui y ont concouru.

LES ANGLOIS.

Le *Suicide* paroît si propre aux Anglois, qu'ils conviennent eux-mêmes qu'on est autorisé à leur en faire un reproche national (1). Ce seroit peu qu'on n'eût à leur reprocher que l'influence du climat, ils trouveroient leur excuse dans le défaut de liberté; mais on a à leur reprocher, avec bien plus de fondement, de se livrer aux vices qui

____

(1) Smollt, *Hist. d'Ang. liv.* 9. *année* 1731. *Reg. de Gê.* 2.

A 6

conduifent comme naturellement au *Suicide* : c'eft-à-dire que deux genres de caufes concourent à produire le *Suicide* dans les Anglois : les caufes phyfiques, les caufes morales. Analyfons les unes & les autres.

Premiere Caufe phyfique, l'Infalubrité de l'air.

L'air épais, & mal-fain qu'on refpire aux Ifles Britanniques peut bien ouvrir les voies au *Suicide*. Les nerfs, pour conferver leur foupleffe naturelle, ont befoin d'être arrofés d'une liqueur bienfaifante. Dès que celle-ci ne coule pas en liberté, on doit fentir, comme néceffairement, des pefanteurs, éprouver des angoiffes, &c. Ces accidens peuvent produire le dégoût de la vie, la faire trouver d'un poids infupportable, difpofer enfin ceux en qui fe trouve ce dégoût, à fe décharger du fardeau qui les accable.

Cette caufe phyfique agit fi fort fur les Anglois, qu'il eft de notoriété publique que ce font les plus férieux

des hommes. Ce qui a fait dire plai-
samment à quelqu'un (1) :

Sachez, Monſieur, qu'en Angléterre
On ſe pend quelquefois, mais qu'on n'y rit jamais.

Un autre a dit, que le meurtre
volontaire de ſoi-même eſt une maladie dont les Anglois meurent comme
d'autres meurent d'une maladie ordi-
naire (2). Cette aſſertion ſeroit vraie,
ſi les Anglois, qui abrégent leur vie
par la voie du *Suicide*, n'étoient pas
communément philoſophes à la maniere de ceux de nos jours.

La viande, qu'ils mangent preſque
crue, ſur-tout le bœuf ; le tabac,
qu'ils prennent abondamment, tant
en poudre qu'en fumée ; le punch,
le taffia, l'eau-de-vie, les liqueurs
ſpiritueuſes, &c. : tout cela peut épaiſ-
ſir le ſang des Anglois, deſſécher
leur cerveau, attaquer leurs nerfs,

II. Cauſe
phyſique,
les Ali-
mens.

---

(1) *L'Anglomane, Comédie ; ſcene II,* in fine.
(2) Formey : *Mélang. phil. tom. 1, p. 228.*

& concourir par toutes ces voies à produire la frénéfie de l'ennui de la vie.

Quelque puiffantes que foient les caufes que je viens de déduire, on a cependant de la peine à fe perfuader qu'elles puiffent produire une véritable maladie ; enforte qu'à l'Anglois qui en eft atteint, on ne doive pas alléguer des raifons pour l'en guérir, & qu'il lui faille plutôt des médecins que des philofophes (1). Quelques différences en longitude, en latitude, en alimens pourroient-elles fi fort changer la nature de l'homme dans l'Anglois, qu'il ceffât d'avoir pour la vie ce penchant qui eft propre à tous les humains ? Il eft plus naturel de penfer qu'il y a une infinité de caufes morales qui agiffent encore plus fortement fur les Anglois, par rapport au *Suicide*,

---

(1) *Idem, ibid.*

que les caufes phyfiques: le détail
le juftifiera.

Les Anglois font jaloux de leur
liberté jufqu'à l'excès: ils en étendent
la fphere fur tout: fur la Religion,
fur le gouvernement, fur plufieurs
autres objets, fur lefquels de bons
Chrétiens, de fideles fujets doivent
être irrévocablement fixés.

Depuis le regne de Henri VIII
une infinité de fectes font éclofes du
germe de l'irréligion. Comme un
effain épais, elles ont couvert l'horifon de l'Angleterre. Leur multipli-
cité fait encore défefpérer de voir
jamais la vérité percer le nuage qui
couvre cette infortunée région. Or,
de ce nombre prefqu'infini d'opinions ou d'erreurs, de vérités ou de
fauffetés qui s'attaquent, fe défendent
avec un avantage prefqu'égal, il en
réfulte, comme néceffairement, un
fepticifme prefque univerfel. A qui
croire? de qui fe défier? Peut-être

ce pyronifme s'eft-il étendu jufques
fur les idées les plus claires. Peut-
être quelqu'un l'a-t-il porté jufqu'à
mettre en problême, fi la vie n'eft pas
plutôt un mal qu'un bien. Héraclite
l'a bien cru; pourquoi fon opinion
n'auroit-elle pas eu des partifans en
Angleterre.

Liberté d'agir en fait de gouvernement, II.e Caufe morale. Qui ne fait auffi que, par rapport
au Gouvernement, l'Angleterre a
éprouvé les plus horribles convul-
fions? Or, quelle eft la caufe de ces
mouvemens funeftes qu'on apperçoit
de temps en temps dans les Citoyens
d'Albion? L'amour exceffif de la
liberté, qui, comme un levain dangereux, fermente dans l'ame de chaque Anglois. On peut juger de
l'activité de ce germe par les fcenes
qui fe reproduifent fouvent fur le
théâtre Anglois. Eft-il quelque nation, dont l'hiftoire préfente autant
de viciffitudes caufées par le foi-difant
amour de la liberté? On a vu quel-

quefois un feul homme mettre ce
phantôme en mouvement, renverfer
de deffus le trône le Roi qui y paroif-
foit le mieux affermi. Mais Cromwel
n'auroit jamais fait mourir fon Souverain fur l'échaffaud, fi le prétexte de
la Religion qu'il employa, n'eût été
étayé du pouvoir que croit avoir
tout Anglois, de tout ofer, de tout
faire. Si l'on appelle cela des traits
de liberté, il faudra donner ce nom
à toutes les agitations convulfives
qui ébranlent les Gouvernemens, par
conféquent même au délire licen-
tieux. En ce fens, l'Anglois feroit,
fans contredit, l'homme du monde
le plus libre. Pour peindre énergi-
quement le délire des Anglois par
rapport à la liberté, laiffons parler un
Hiftorien qui ne fauroit leur être fuf-
pect (1). » La Nation Angloife, dit-il,
» aime la gloire, mais elle aime en-

---

(1) Delarrey, *Hift. d'Anglet. préfac. p.* 2.

» encore plus la liberté. Elle eſt in-
» conſtante, ſoupçonneuſe, intriguée,
» & dont on a de la peine à fixer
» l'obéiſſance. Elle eſt hardie juſqu'à
» la témérité : ſes Rois la tiennent
» mieux dans le reſpect par des actions
» d'éclat & de fermeté, que par la
» crainte des ſupplices ».

En ſe rappellant donc le fanatiſme
Anglican par rapport à la liberté, ne
pourroit-on pas dire que les Anglois
qui attentent à leur propre vie, font
l'eſſai de leur liberté ſur ce don précieux de l'Auteur de la nature? Ils
pourſuivent une chimere (1), & ne
pouvant l'atteindre, ils s'en dédom-
magent aux dépens de leurs jours.
Il ſemble que tout Anglois diſe: » Je
» ſuis membre de la République;
» comme tel, j'influe dans le Gou-
» vernement: je fixe la portion d'im-

____

(1) Je parle de la liberté civile, & non pas
du libre arbitre.

» pôts que je dois donner à l'Etat :
» je blâme le Souverain, quand il
» s'écarte de ses devoirs ; je lui résiste,
» quand il veut m'opprimer : je me
» défends des Grands, en repoussant
» la force par la force, &c. Pourquoi
» ne me déferois-je pas d'une vie
» importune ? dois-je compte à quel-
» qu'un de mon pouvoir & de ma
» volonté à cet égard » ?

La multitude d'apologies qu'on fait du *Suicide* en Angleterre, peut contribuer encore à en multiplier les exemples. Le moyen de ne pas trouver beau & bon ce que des Auteurs célèbres louent ou exemptent de blâme ! Depuis la fin de l'autre siecle jusqu'à nos jours, une foule d'Ecrivains Anglois ont pris la défense du *Suicide* (1). La Nation, bien loin de blâmer, de punir même ces Auteurs

L'Apologie du Suicide, III Cause morale.

____

(1) *Donne, Blount, Gildon,* Philippe *Mordant,* &c. &c.

dangereux, les a quelquefois récompensés. Qui ne sait que *Donne* (1),
après avoir fait un Ouvrage, dans
lequel il prétend prouver *que le Suicide n'est pas toujours un péché naturel*,
obtint la dignité de Doyen de Saint-
Paul à Londres. Si tous ceux qui,
comme ce Philosophe atrabilaire, ont
écrit en faveur du *Suicide*, n'ont pas
été récompensés par des charges, des
emplois, ils ont au moins été dé-
dommagés par les applaudissemens
de la Nation.

Il paroît y avoir un si grand con-
cert d'opinions à cet égard en Angleterre, & une si grande propension
à approuver le *Suicide*, que les papiers publics même ne peuvent s'en

______

(1) Docteur Anglois. Il publia son Ouvrage
en 1700. Il y entasse les passages, les exemples de l'ancien & du nouveau Testament ;
mais toujours inutilement : quelquefois même
il leur donne une tournure violente.

cacher. Il en est peu qui n'annoncent quelque *Suicide* avec cet air de complaisance qui décele l'approbation. Or, quoi de plus propre à faire fermenter certaines têtes, & à produire une dangereuse émulation ? Qu'on lise ces *nécrologes* de morts, soi-disans héroïques, devant des hommes qui croient n'avoir rien à perdre à mourir ; ne seront-ils pas tentés de les imiter ? Ce sera bien pire, si les Lecteurs sont du nombre de ceux qui s'imaginent trouver entre les bras de la mort un repos qu'ils cherchent en vain dans la jouissance de la vie. Je suppose dans le même péril ceux qui courent à la célébrité.

Quoi qu'il en soit des causes du *Suicide* chez les Anglois, il est peu de nations qui en fournissent autant d'exemples. Entreprendre d'en faire l'énumération, ce seroit entreprendre un ouvrage très-long, très-dangereux ; tomber par conséquent dans l'inconvénient qu'on reproche aux Anglois.

On pourroit remonter jusqu'au milieu du seizieme siecle, temps qui avoisine celui du regne du Néron de l'Angleterre, regne qui fait époque dans l'Histoire des Révolutions de la Grande-Bretagne. Vers ce temps-là, dis-je, un Prêtre Anglois donna à toute l'Europe étonnée l'exemple de la plus grande fureur à attenter à ses jours. *Deffé*, Général François, ayant été envoyé pour défendre les Ecossois, que les Anglois vouloient opprimer, attaqua le Fort de *Fuird*, bâti sur le bord de l'Etang *Myrtoun*. Il l'emporta d'assaut après un siege long & opiniâtre. Les François y trouverent des richesses immenses, y firent plusieurs prisonniers, entre lesquels se trouva celui dont je peins la fureur. Désespéré de se voir entre les mains des ennemis de sa nation, il se coucha par terre, ferma la bouche & les yeux, se tint dans cette posture plusieurs jours, refusa constamment de prendre de la nourriture, mourut de faim & de rage (1). Les partisans du *Suicide* philosophique ne trouveront vraisemblablement pas assez de sang froid dans celui-ci, citons-leur en un autre qui est arrivé de nos jours, & qui a fait un très-grand bruit.

En 1732 Richard *Smit* & sa femme étant en prison pour dettes, résolurent de briser les fers sous lesquels leur constance succomboit. Pour y parvenir, ils projetterent de rompre les liens qui les attachoient à la terre. Ils préluderent par un crime horrible. Ils porterent leurs mains parricides sur leur propre enfant, qu'ils mirent cruellement à mort. Ce qui servit de prétexte à leur fureur, ce

____

(1) Delarrey, *Hist. d'Angl. tom.* 1, *p.* 116, *sub ann.* 1548.

fut la crainte de le laisser malheureux, en le laissant sans biens. Après
avoir ainsi outragé la nature, ils
triompherent plus aisément de ses ré-
pugnances par rapport à eux-mêmes;
ils se pendirent avec le plus grand
sang-froid du monde (1). Quelqu'é-
tonnante que paroisse une pareille
conduite, elle la devient davantage
par la circonstance que je vais rapporter. Avant de se priver de la vie
ces malheureux se résignerent à la
volonté de Dieu, se promettant tout
de sa bonté. Quelle contradiction ! se
résigner à la volonté de Dieu, & la
contredire ! compter sur sa bonté, &
provoquer sa colere !

Ce *Suicide* fut comme le signal
donné à ceux qui s'ennuyoient de
vivre, pour les inviter à se réunir sous
les étendards de la mort. Il donna
naissance à la secte des *Antivivans*: il

____

(1) Smollt, *Hist. d'Angl.* à l'endroit déja cité.
échauffa

échauffa les efprits, fit raifonner pour & contre la vie. On ofa mettre en problême, fi c'eft Dieu ou l'homme qui en eft le propriétaire. Les An-glois, toujours amateurs de la nou-veauté, embrafsèrent, en grand nombre, le parti de ceux qui en don-nent l'entier domaine à l'homme. Plufieurs, que l'affouviffement des paffions avoit jettés dans l'ennui de la vie, difpoferent de leurs jours à leur gré, & fortirent du pofte où la Providence les avoit placés, fans at-tendre les ordres de cette même Providence.

On vit un fimple Matelot, pour une infidélité qu'il croyoit que fa maîtreffe lui avoit faite, remonter fur fon bord & fe pendre: un pere fe fer-vir du même poignard dont on avoit percé fa fille, pour s'en frapper lui-même: un marchand, défefpéré de voir fa probité & fon crédit décriés par des jaloux, fe pendre pour mettre

B

fin aux propos qui nuifoient à fa fortune (1). Que fais-je! on vit des
gens de tout état fuivre ces exemples
auffi déshonorans pour la conftance
humaine, que nuifibles à la fociété.

Tirons le rideau fur le théâtre affreux que préfente l'Angleterre, en
proie au *Suicide* : fixons nos regards
fur la France, fa rivale.

LES FRANÇOIS.

Le *Suicide* devient fi fréquent en
France, qu'on eft tenté à tout inftant
de fe demander : quel changement
s'eft-il donc fait fur notre hémifphere,
pour que le dégoût de la vie fe foit
fi fort emparé de nos contemporains?
S'il faut en croire un Auteur (2) ano-
nyme, en la feule année 1769, on
comptoit à Paris 147 perfonnes qui
avoient attenté à leurs jours. Quand

______

(1) *Papiers Angl.* années 60, 61, &c.
Gazette de Leyd. année 77.
(2) L'Auteur du Livre ; *l'an* 2440, *p.* 336.

l'affertion feroit exagérée de moitié, c'en feroit encore affez pour exciter à gémir fur l'état déplorable de notre malheureufe patrie. A qui fommes-nous donc redevables du funefte préfent qui nous prive de tant de citoyens? A l'Angleterre fans doute.

Pour s'en convaincre, il fuffit de nommer la maladie, ou plutôt la fureur, qui, par des voies anticipées, nous précipite entre les bras de la mort. Nous l'appellons encore l'*Angloïfme*; pour conferver fans doute le fouvenir de la fource, d'où ce dangereux poifon eft découlé jufqu'à nous. A cette preuve s'en joint une autre de fait. Il eft certain que, quand on a voulu prouver que *Calas* fils avoit pu fe donner la mort, on a fait fa généalogie maternelle des Anglois. » Sa » mere, difoit-on, a bien pu lui com-» muniquer le germe du *Suicide*, que » fes ancêtres avoient tranfmis à elle-même».

Premiere Caufe, l'Imitation des Anglois.

B 2

On peut ajouter que les Anglois
& les François se suivent les uns les
autres dans leurs façons de penser &
d'agir. Les Anglois ont pris de nos
petits-maîtres les plumets, les talons
rouges; nos dames se coëffent avec
des chapeaux semblables à ceux des
Angloises. Les Anglois s'habillent à
la Françoise: nous nous chaussons à
l'Angloise. Ce seroit peu qu'ils pris-
sent nos modes & nous les leurs, s'ils
ne nous communiquoient leur façon
trop libre de penser en religion & en
politique. Un Auteur ingénieux (1)
a cherché à faire tomber la manie des
François par rapport à l'imitation
Angloise. Il a cru y réussir, en nous
ridiculisant. Mais ce n'est pas assez, quoi qu'en dise l'ancien axiome, de ridiculiser les vices, pour
corriger les mœurs : il faut les
combattre avec les argumens de

____

(1) Celui de l'Anglomane, comédie.

la raiſon, de la Religion, & de
l'autorité.

Il n'eſt pas juſqu'aux Auteurs François, qui ne rendent une eſpece de
culte à ceux d'Angleterre : ils nous
les donnent comme des divinités bien-
faiſantes, deſquelles nous tenons des
choſes infiniment plus précieuſes que
toutes celles dont les hommes groſ-
ſiers font tant de cas. C'eſt d'eux que
nous eſt venue la *lumiere* : c'eſt d'eux
que nous avons appris à faire uſage
de notre *liberté* : ce font eux qui nous
ont fait connoître le prix de la *raiſon* :
ce font eux qui nous ont inſpiré la
tolérance, donné de l'horreur pour le
fanatiſme, & ſuggéré les moyens propres à épouvanter ce monſtre, dont
nous étions ſur le point de devenir
la proie. Sans eux toutes nos facul-
tés ſe ſeroient engourdies, & l'igno-
rance, comme aux ſiecles où elle
dominoit, auroit de nouveau couvert l'horiſon de la France.

Les Philofophes de nos jours ne fe contentent pas de prêcher ce culte, ils l'étendent de toutes leurs forces; &, pour prouver à leur divinité qu'ils lui font fincérement dévoués, ils adoptent, fans répugnance, tous les points de fa doctrine, même les plus révoltans. Tel eft, entre autres, celui du *Suicide*. L'Auteur des Lettres Perfanes, celui de la nouvelle Héloïfe, celui de la Tragédie d'Alzire, celui du Syftême de la Nature, & plufieurs autres, ont écrit d'après les Anglois, en faveur de l'homicide volontaire de foi-même.

Apprécions ici, puifque l'occafion s'en préfente, l'enthoufiafme de nos efprits forts pour les Auteurs Anglois. L'Angleterre en a donné fans doute de très-célébres. Mais pour un Newton qui a illuftré fa patrie & refpecté fa Religion, combien de Bolingbroke, de Hobes, de Mandeville de Collins, qui ont noyé quelques beautés sublimes dans de monstrueuses absurdités ? Qu'on dise, fi l'on veut, que les beautés font à eux, les défauts à leur pays : mais que l'on reconnoiffe au moins leurs défauts pour des défauts, ce n'est pas même qualifier affez fortement les coups portés à la Religion & aux mœurs.

Une grande Princeffe (1) étoit convaincue que la plupart des ouvrages des Auteurs Anglois pouvoient gâter l'efprit & corrompre le cœur des lecteurs. Dans cette perfuafion, elle s'oppofa fortement à ce qu'on fît apprendre la langue Angloife à un de fes enfans. Quand on lui en demanda la raifon, elle répondit : » Que la » connoiffance de cette langue lui » ouvriroit des livres pernicieux ». Ce témoignage ne paroîtra peut-être pas bien convainquant à tout le

____

(1) Mad. la Dauphine, mère de Louis XVI. *Voyez la Vie du Dauphin*, p. 374.

B 4

monde : il prouvera au moins que la prévention des ames timorées n'eſt pas en faveur des Auteurs Anglois.

III. Cauſe, la Fréquence des Spectacles.

Une autre cauſe non moins agiſſante ſur les François par rapport au *Suicide*, c'eſt le goût dominant pour le ſpectacle. Il eſt tel, en France, qu'il va juſqu'à la folie. Les théâtres des grandes villes ne ſuffiſent pas pour ſatisfaire l'empreſſement. On en conſtruit dans les villages, dans les bourgades : quelquefois même des particuliers diſputent, à cet égard, de zele & de magnificence avec les villes & les provinces. Nulle fête n'eſt bien ſolemniſée ſans comédie. En être le ſpectateur, c'eſt un devoir ; amateur, un mérite ; auteur, le comble de la gloire. Tous les ouvrages périodiques ſont pleins de détails ſur les beautés, les défauts, les ſuccès, les revers des pieces. On en préſente à toute la France de longs morceaux avec les noms des Acteurs qui s'y font diftingués. Et, comme s'il n'y avoit pas affez de gens dévoués au métier de comédien, il eft peu de particulier qui n'effaie fes talens fur un théâtre domeftique : enforte qu'on peut dire des François ce que difoit autrefois l'Empereur Julien des Habitans d'Antioche : « Il y a parmi eux plus de Comédiens que de Citoyens (1). Il y a cinquante ans que le feul foupçon d'une pareille occupation auroit été une injure. On rendoit alors juftice au métier de Comédien, on le méprifoit. Auffi les Suicides étoient-ils rares. C'étoit des phénomenes qu'on ne voyoit que rarement, & toujours avec autant d'horreur que de furprife.

Quelle analogie a donc le fpectacle au Suicide? La voici. Quels fujets met-on au théâtre? Des Lucrece,

______

(1) Plures funt hiftriones quàm cives. *Mifopo*, p. 342.

des *Déjanire*, des *Jason*, des *Didon*,
tous personnages qui se sont donné
la mort. Quelle impression ne peuvent pas faire sur un jeune cerveau,
à plus forte raison sur un homme
sans religion, sur un misantrope, les
exemples de ces prétendus héros?
Supposons qu'à ces exemples se joigne le cri des passions, ne se croiront-elles pas justifiées par le scandale
des *Suicides* déifiés?

Ajoutons qu'aux personnages suicides qu'on célèbre sur le théâtre,
on joint, pour faire plus d'impression,
les préceptes de la doctrine meurtriere. Qui ne sait que Voltaire fait
dire à son *Alzire* (1):

Hé! quel crime est-ce donc, devant le Dieu jaloux,
De hâter un moment qu'il nous prépare à tous?
Quoi! du calice amer d'un malheur si durable
Faut-il boire à longs traits la lie insupportable?
Ce corps vil & mortel est-il donc si sacré,
Que l'esprit qui le meut ne le quitte à son gré?

____

(1) *Act. V*.

Il feroit fuperflu de s'attacher à prouver que l'amour du fpectacle peut conduire au *Suicide*. Obfervons feulement que les appréhenfions des peres & des meres qui menent leurs enfans au fpectacle, doivent être grandes. Ils doivent craindre avec fondement, qu'un jour leurs enfans ne fe donnent la mort, à l'exemple des héros qu'ils viennent de voir célébrer. On fent que ce raifonnement prouve contre les autres vices qu'on laiffe appercevoir dans les fujets des pieces, tant pis pour le théâtre: c'eft un argument de plus contre lui.

Mais revenons: fi le *Suicide* prend en raifon de la fréquence des fpectacles, que va devenir la France? Sur fon horifon s'élevent de noires vapeurs, qui la menacent des plus terribles orages. » Quand la fureur des « fpectacles s'empara des Romains,

dit Tacite (1), » les gens fenfés prévi-
» rent dès-lors la décadence de l'Em-
» pire. Néron, qui fembloit avoir
» juré fa perte, y établit des jeux
» *Quinquenniaux.* A cette époque on
» fe rappella que Pompée avoit ren-
» du le théâtre permanent. Par cette
» voie les mœurs dégénérerent peu-
» à-peu. On évoqua la moleffe, com-
» me à deffein de les détruire de fond
» en comble ; on réunit pour cela à
» Rome tout ce qui eft capable de
» corrompre, & qui corrompt en
» effet ».

**IV. Cau-
fe, l'Irréli-
gion.** A toutes les caufes que j'ai dé-
duites jufqu'ici, j'ajoute celle de l'ir-

---

(1) Nerone quartum Cornelio Coffo quin-
quennale ludicrum Romæ inftitutum eft. ...
erant qui cùm Pompeium inuratum à fenioni-
bus ferrent, quod manfuram theatri fedem
pofuiffet. ... Cæterùm abolitos paulatim pa-
trios mores, funditus everti per accitam lafci-
viam, ut quod ufquam corrumpi, & corrum-
pere queat in urbe vifatur. *Laɗ. anno. 20.*

réligion, la plus propre, fans contredit, à porter au *Suicide*. Telle eft
en effet la différence qu'il y a entre
les Anglois & les François par rapport au *Suicide*; c'eft que chez les
premiers il y a plus de caufes inté-
rieures, & dans les feconds tout le
venin vient du dehors, c'eft-à-dire,
des mauvais livres, des mauvais propos, des mauvais exemples. Il eft
conftant que nos malheureux contemporains ne renoncent aux fentimens de la nature par rapport à l'exif-
tence, que parce qu'on leur a dit,
ou qu'ils ont lu, dans des ouvrages
pleins de fophifmes, que les fentimens de la nature ne font rien.

C'eft donc à l'impie doctrine des
Philofophes de nos jours, que nous
devons la naiffance du *Suicide*, monftre inconnu à nos peres. C'eft d'a-
près la lecture de leurs livres, que,
victimes du poifon qu'ils ont avalé, des
infenfés mettent fin à leurs remords,

en s'ôtant la vie. Les malheureux! ils cherchent dans les bras de la mort des confolations qu'ils trouveroient plus infailliblement dans le fein de la Religion. Et nous nous vantons de valoir plus que nos peres! quoi! parce qu'ils dédaignoient d'employer la fatale reffource du *Suicide*, parce qu'ils ignoroient ce que c'eft que de raifonner fes fureurs, parce qu'ils ne faifoient pas ces teftamens philofo-phiques, qui cachent, mais décelent le défefpoir (1); nous leur trouvons moins d'efprit & de fens qu'à nous! ah! rentrons dans notre confcience; examinons, le flambeau de la vérité en main, de quel côté font les avantages ou les inconvéniens! jugeons-en par la paix dont ils jouiffoient,

____

(1) Tels font ceux faits par les deux jeunes gens qui fe tuerent à St.-Denis, & celui de ce jeune François, qui vient de fe donner en fpectacle à Liége.

& par les troubles qui nous agitent.

Pendant le jour ils travailloient avec zele, parce qu'ils savoient que le travail a été imposé à l'homme, & qu'ils espéroient en recueillir un jour le fruit. Pendant la nuit ils dormoient tranquillement, parce que ne pensant à faire de mal à personne, ils ne soupçonnoient personne de vouloir leur en faire. L'avenir ne leur offroit rien que de consolant, parce qu'étant vertueux ils avoient tout à espérer de la bonté divine. Dans leurs chagrins ils avoient recours à la Religion; elle les consoloit par l'espoir des récompenses promises à la patience. Ils arrivoient à une heureuse vieillesse, parce que les soucis ne leur en procuroient point d'anticipée. Ils voyoient arriver la fin de leurs jours en patience, & n'avoient pas même la pensée de prévenir les ordres du Créateur. Ils laissoient une nombreuse postérité, qui héritoient de leurs vertus & de leur zele pour la patrie. Ils mouroient donc en bien méritant de la Religion & de l'Etat.

*Telle étoit l'heureuse position de nos ayeux. O Philosophie! tu as fait disparoître ces jours fortunés! & nous ne desirerions pas ton anéantissement! Peut-on être bon François, c'est-à-dire, homme attaché à sa Religion, à sa patrie, & ne pas souhaiter le renouvellement de nos mœurs! pour opérer cette heureuse révolution, il faut remonter à la source. Or cette funeste source c'est l'irréligion: c'est donc par elle qu'il faut commencer l'ouvrage. En vain feroit-on agir les instrumens destinés à éteindre le feu, si l'on ne s'appliquoit à diminuer la matiere combustible. Cet ouvrage devient de jour en jour plus pressant. On ne sauroit trop-tôt se hâter d'arrêter les progrès de cet esprit de détachement raisonneur, de

fermeté philofophique, dont nous
fommes tous les jours témoins.

« On devroit fonger, dit un célébre
Journalifte (1), que ce font des êtres
bien redoutables que des hommes par-
venus à méprifer la vie ; que ce genre
de fanatifme a été dans tousles temps
le précurfeur des grandes révolutions ;
que, quand une fois il a gagné la
jeuneffe, il ne faut plus s'attendre
qu'à de longues fecouffes ; & c'eft
fur-tout chez elle qu'il s'accrédite.
Les apôtres dangereux qui le provi-
gnent, font toujours trop adroits,
trop lâches même, pour prendre leurs
principes à la lettre : mais les têtes
novices qu'ils féduifent, tiennent à
des mains ardentes qui paffent bientôt de la conviction à l'exécution.
Les *Socrates* commencent par fe mo-
quer des dieux : bientôt les *Alcibiades*

____

(1) Linguet, 6. vol. n° 47, p. 427, & 428.

en caſſent les ſtatues, & voyez ce que deviennent les *Alcibiades* ».

En donnant mes conjectures ſur l'origine & les progrès du *Suicide* en Angleterre & en France, je ne prétens pas en avoir développé toutes les cauſes, encore moins en avoir détourné l'activité. Comme la plûpart ſont communes à tous les genres de *Suicides* & à tous ceux qui s'y adonnent, de quelque nation qu'ils ſoient, j'y reviendrai à meſure que les moyens de s'en garantir, que je vais propoſer, m'en fourniront l'occaſion.

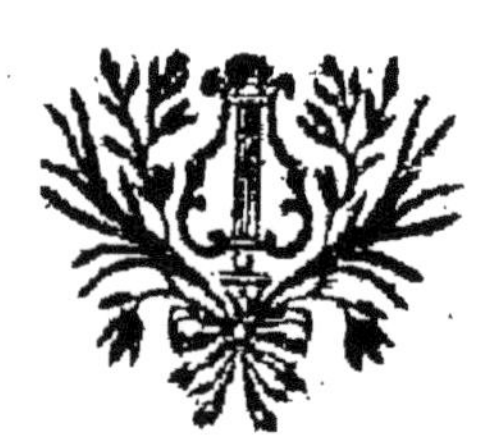

MOYENS

PROPRES
A GARANTIR LES HOMMES
DU SUICIDE.

CHAPITRE PREMIER.

De l'Influence du Climat par rapport au Suicide. Moyens de parer à cet inconvénient.

On ne sauroit disconvenir que le climat n'agisse d'une maniere très-marquée sur les hommes. Il contribue aussi à leur donner telles inclinations plutôt que telles autres. Il est certain que les habitans des climats chauds sont plus vifs & plus gais que ceux des pays

froids. Qu'on compare les paysans Pro-
vençaux à ceux des montagnes d'Auver-
gne : quelle gaieté, quelle légereté dans les
premiers ! quelle pesanteur, quel air som-
bre dans les derniers ! qu'on voie le peuple
de Paris ; qu'on le rapproche de celui du
Languedoc ; quelle différence ! Le silence
le plus morne regne chez l'un, tandis
que l'autre chante & danse presque
toujours.

Mais jusqu'à quel point le climat
influe-t-il sur le physique des passions,
des goûts, des mœurs ? Quel est le tempérament, la taille, la vigueur, les
autres qualités corporelles particulieres
à chaque climat ? Quel est le régime,
la maniere de vivre la plus propre à
chaque climat ? Quelles sont les maladies particulieres aux différens climats,
& leurs causes ? Les maladies générales
ou communes varient-elles sous les différens climats dans leurs progrès, dans
leurs terminaisons ? Le traitement de
ces maladies doit-il varier aussi dans les

divers climats ? Voilà des queſtions qu'on peut faire aux Naturaliſtes & aux Médecins, & qu'ils auront bien de la peine à réſoudre. Cela prouve qu'on ſent que le climat influe ſur les hommes: mais juſqu'à quel point ? Voilà ce que perſonne ne peut dire.

Qu'on donne donc quelque choſe au climat, à la bonne-heure : mais qu'on ne lui donne pas tout. Les préjugés, l'éducation, l'amour-propre, l'intérêt ont auſſi leur influence ſur les mœurs & les inclinations. On a accuſé M. de Monteſquieu d'avoir donné tout au climat. Je ne ſais ſi l'accuſation eſt bien fondée; mais je ſais qu'on a fait des efforts pour l'en diſculper (1). L'aſſertion de Rouſſeau de Geneve paroît plus affirmative. " Les hommes ne ſont tout " ce qu'ils peuvent être, dit il, que dans " les climats tempérés (2) ".

______

(1) Les Auteurs de l'Encyclopédie, *tom.* 3, *p.* 534, *in fine.*

(2) Emil, *tom.* 1, *p.* 53.

Mais après une vie de quatre-vingt-dix-neuf ans, employée à étudier les hommes, Théophraste demandoit pourquoi toute la Grece étant placée sous un même ciel, & les Grecs élevés à peu-près de la même maniere, il se trouvoit néanmoins si peu de ressemblance dans leurs mœurs ? On apprendroit volontiers des partisans du système de l'influence absolue du climat, ce qu'il est possible de répondre à cette observation. Pourquoi des climats grossiers produisent-ils des gens d'esprit ? Voiture étoit Picard ; Paschal, Auvergnat ; d'Ossat & Marca, du pied des Pirenées.

Les Auteurs (1) qui regardent le Suicide comme une maladie qui tient à l'état physique, & qui est indépendante de toute autre cause, devroient

____

(1) Montesquieu, *l'Esprit des Loix, liv.* 14, *Chap.* 12.

Formey, *Mélang. philos. tom.* 1, *p.* 228.

nous dire pourquoi les Suicides n'étoient pas aussi fréquens chez les Anglois, avant celui de *Smith*, qui paroît avoir été d'un exemple contagieux. Quel bouleversement s'est-il fait depuis cette époque dans l'athmosphere d'Albion ? Et s'il est arrivé un changement réel dans le climat, pourquoi existe-t-il encore quelqu'un dans le pays où cette altération s'est faite ? Certainement depuis long-temps ce ne devroit être qu'un vaste cimetiere, où l'on ne devroit trouver que des trophées de morts.

Dira-t-on que, parmi les habitans de ces contrées mal-saines, il en est qui différent des autres par le tempérament & le caractere; que cela suffit pour les empêcher d'attenter à leurs jours. Mais n'en est-il pas aussi qui se ressemblent, ou qui ne different qu'imperceptiblement? Pourquoi le climat auroit-il une force irrésistible sur les uns, & non pas sur les autres? Pourquoi, dans certaines saisons qui concourent à produire l'en-

nui de la vie, tous ne fe tuent-ils pas?
Cependant c'eft ce qui n'arrive point.
Le nombre de ceux qui fe donnent la
mort dans ces climats funeftes n'a aucune proportion avec le nombre de
ceux qui n'en ont pas même la penfée.

S'il étoit un climat affez malheureux
pour que le *Suicide* y fût une véritable
maladie, on devroit empêcher ceux qui
font nés fous l'influence d'un pareil climat, de pénétrer dans les pays exempts
de ce mauvais levain; on devroit faire
au moins à leur égard ce qu'on fait à
l'égard des Orientaux qui viennent des
pays infectés de pefte : leur faire faire
quarantaine. Cette précaution ne feroit
même pas fuffifante, puifque le germe
du *Suicide* qu'ils portent avec eux, n'a
point de terme fixe par rapport à fon
développement. Il faudroit former une
ligne de troupes autour du pays infecté,
pour empêcher toute communication
avec nous. On le fait bien pour préfer-
ver les animaux, pourquoi ne le feroit-
on

en pas pour conserver l'espece humaine ?

On comprend aisément pourquoi l'on fait d'aussi grands efforts pour rejetter sur le climat la cause du *Suicide*, c'est pour rendre excusables ceux qui emploient ce funeste moyen. Mais si, par impossible, on réussissoit à les excuser, il faudroit blâmer la nature & son Auteur, d'avoir imprimé à tout être de si fortes idées de conservation. Il faudroit blâmer les Législateurs d'avoir institué des peines contre les *Suicides* (ils auroient été en effet très-injustes, d'avoir voulu punir une infraction involontaire aux loix de la nature). Pour moi, je regarde cette maladie, non pas comme purement machinale, mais comme causée en partie par les influences du climat, en partie par le déréglement de l'imagination, & encore davantage par la corruption du cœur, qui est le foyer de tous les maux que les hommes éprouvent ici bas.

Supposons néanmoins que le climat

C

ait la principale influence dans le *Sui-cide*, il est très-possible de parer à cet inconvenient.

 Que n'imite-t-on les Habitans de l'Amérique méridionale, & de la Norvege? Quelles précautions ne prennent pas les uns pour se garantir des ardeurs du soleil; les autres, pour se prémunir contre les rigueurs du froid? C'est-là un de ces soins, sur lesquels les leçons de la nature la plus brute sont suffisantes. Les premiers progrès de la raison apprennent seuls à les satisfaire, pourquoi l'envie de se conserver ne réussiroit-elle pas à changer des hommes découragés, lâches, impatiens, las enfin de vivre, en des hommes courageux, forts, patiens, amateurs de la vie?

Si ces moyens ne suffisent pas pour empêcher le germe du *Suicide* d'éclore, qu'on aille vivre sous un ciel dont les influences soient plus salutaires. Les Anglois sages triomphent ainsi des vices de leur climat: ils viennent dans nos provinces méridionales humer un air plus sain que celui qu'ils respirent dans leur Isle marécageuse. La plûpart s'en retournent chez eux ayant extirpé la consomption jusqu'à la racine. On voyage pour son plaisir, pour s'instruire, pour briller par la dépense : pourquoi ne voyageroit-on pas pour conserver sa vie, bien sans contredit plus précieux que tous ceux qu'on peut recueillir en parcourant les plus belles parties du monde ? Craindroit-on de voir les villes se dépeupler par l'absence de ceux qui fuiroient ainsi la mort ? Mais, outre que le nombre de ceux qui ont de la tendance au *Suicide* est le plus petit, que gagneroient les Etats à conserver des hommes languissans, incapables de toutes fonctions publiques & domestiques ? En les gardant dans leur sein, ils conserveroient des individus qui leur nuiroient infiniment, puisqu'ils donneroient l'exemple le plus propre à les dévaster, je veux dire l'exemple du *Suicide.*

Est-il possible qu'on soit obligé d'inviter les hommes d'à présent à s'expatrier pour conserver leur vie! eux que l'amour de la patrie & du bien commun n'anime plus; eux qui sont en proie à l'égoïsme le plus pernicieux; eux qui se glorifient tous les jours d'être *cosmopolitains* ou citoyens du monde entier !

CHAPITRE II.

DES *Vices du Tempérament qui peuvent conduire au Suicide. Moyens de les corriger.*

J'APPELLE vice du tempérament tout ce qui nuit à la bonne constitution du corps; ou, si l'on veut, la mauvaise disposition des humeurs. Il est, sans doute, plusieurs causes qui vicient le tempérament. Je ne m'arrête qu'à celle qui paroît conduire comme naturellement au *Suicide*.

Il est des hommes en qui la bile

domine si fort, qu'elle les plonge dans la plus affreuse mélancolie. Cette affection procure le plus souvent une grande tristesse: celle-là conduit à la misantropie, & en derniere analyse il en résulte un ennui de la vie, qui devient comme insurmontable.

Il ne faut qu'un peu d'attention aux loix les plus simples de l'économie animale, pour comprendre qu'un rien peut la déranger. Le corps est parsemé d'une grande quantité de nerfs extrèmement sensibles, dont la lésion jette le trouble & le désordre dans toute la machine.

Je laisse aux Médecins à disserter sur les causes de la mélancolie, à en distinguer les especes, à en donner les remedes. Mais je ne puis me dispenser de faire part de mes desirs à cet égard. Il seroit à souhaiter que M^{rs} les Chirurgiens eussent pour but, dans leurs Observations anatomiques, de faire des découvertes sur les causes du *Suicide.* On leur a déjà l'obligation d'avoir appris à difcerner les fignes du *Suicide* d'avec ceux de l'affaffinat (1). Peut-être réuffiroient-ils à répandre quelque jour fur les caufes du dérangement du cerveau des *Suicides*, peut-être auffi fur les agents productifs de l'abondance de la bile. Les caufes une fois connües, on en trouveroit bientôt les remedes.

Comme cette façon de confidérer ces objets n'eft pas de ma compétence, je les abandonne aux Médecins & aux Chirurgiens. Je me contente de les leur montrer comme des objets dignes de toute l'attention d'hommes deftinés par état à foulager l'humanité.

Je ne propoferai donc pas les remedes de l'art, je n'en emploierai même pas les termes; les moyens que je fuggérerai font faciles; & je les crois très-propres à banir la mélancolie, ennemie funefte du genre humain.

---

(1) Memoire de M. Louis, Profeffeur Royal de Chirurgie à Paris.

Dès que les parens s'apperçoivent que les enfans ont du penchant à la mélancolie, ils doivent chercher à les diſtraire. Pour y réuſſir, qu'ils ſubſtituent aux occupations ſérieuſes de l'éducation, de doux délaſſemens; qu'ils leur aſſocient des camarades d'un caractere gai; qu'ils les empêchent d'être ſeuls; qu'ils leur arrachent des mains ces livres pernicieux, dont les aventures ſont auſſi noires que bizares. On a vu des enfans que la lecture de *Cleveland* avoit remplis de penſées finiſtres, dont on ne pouvoit les faire revenir qu'après pluſieurs jours. A la place de ces poiſons de l'eſprit & du cœur, qu'on faſſe couler dans leurs veines le baume des amuſemens innocens; qu'on grave dans leur cerveau, encore tendre, des inſtructions utiles, mais peu captivantes; qu'on leur rende familieres ces fables ingénieuſes, où l'on fait faire aux animaux des tours ou des raiſonnemens amuſans. Combien d'enfans que l'inimi-

Moyens faciles de prévenir ou de guérir la mélancolie.

table la Fontaine a arrachés à la tristesse?

Les mauvaises manieres des parens font encore une des causes ordinaires de la tristesse des enfans. Il en est qui ne les reprennent qu'avec aigreur, qui les maltraitent sans raison, qui les châtient de même; qui ont toujours la réprimande à la bouche, & jamais des paroles agréables. C'est par de pareils moyens qu'on réussit à faire de ses enfans des personnages tristes, fâcheux, sauvages. Tous les maux que les causes physiques & morales produisent, ne suffisent-ils pas pour affliger l'espece humaine? Faut-il encore que la mauvaise éducation se mette de la partie?

O vous! qui nous donnez la vie, vous croyez vous être acquittés envers l'Etat, parce que vous lui avez donné des corps organisés; ce ne sont pas des machines que l'on exige de vous, mais des hommes, & des hommes utiles. Rendez-les propres à servir la République dans les diverses fonctions où la

Providence les emploiera. Oui, c'est à vous à qui l'on est en droit de reprocher la plûpart des vices qui inondent la société.

Mais si ceux qui sont chargés de nous dans l'âge tendre, n'ont ni assez de prudence, ni assez d'habileté pour prévenir ou corriger la disposition vicieuse du corps ou de l'esprit; le penchant au *Suicide* sera-t-il irrésistible? Non sans doute. Les médicamens, les bains, qui servent à distendre les nerfs, le changement d'air, l'exercice du corps, les voyages, l'équitation, la variété dans les occupations, les compagnies, &c., sont des moyens très-propres à guérir les mélancoliques.

S'abstenir de tout excès, se priver de ces alimens qui épaississent le sang, se précautionner contre cette inquiétude de l'esprit, qui fait trouver des défauts par-tout; ne haïr personne, encore moins soi-même; se prémunir contre ces inconstances, ces bisarreries, ces caprices, sources funestes d'où découlent

les dégoûts, les déplaisirs, les inquiétudes, qui empoisonnent tout le cours
de la vie : voilà les précautions qu'il
faut prendre pour détruire le mauvais
levain, dont la fermentation pourroit
produire le *Suicide.*

Ces précautions doivent être prises
promptement, & avant que l'humeur
viciée ait fait des progrès. A la premiere propension de l'esprit à la mélancolie, il faut opposer de la gaieté : à la
moindre altération qui se manifeste en
ce genre, il faut appliquer de prompts
remedes. Il faut enfin faire, pour affoiblir & vaincre la disposition vicieuse,
ce que font, pour la fortifier & pour la
rendre irréfiftible, ceux qui y fuccom-
bent. Or elle ne les entraîne pas d'abord
comme nécessairement : c'est peu-à-peu
qu'ils arrivent à ce funeste période. C'est
en fortifiant insensiblement & à la lon-
gue ce germe fatal, qu'il devient actif
& puissant.

Malheur à ceux, en qui l'idée de

l'ennui de la vie dégénere en habitude ; ils y succomberont tôt ou tard. On en a vu assurer, qu'il ne leur auroit été gueres plus difficile de se précipiter, & de perdre la vie, que de se défaire d'une habitude. L'expérience prouve en effet que la plûpart de ceux qui ont attenté à leurs jours, ont commencé par avoir des idées noires, qu'ils ont nourries, soit en fuyant la société & en s'enfonçant dans la solitude, soit en laissant faires des progrès à la bile, soit en lisant des livres abstraits, soit par mille autres moyens qu'il est plus aisé d'imaginer que d'exprimer.

Tel est donc l'effet des tristes pensées que produit la mélancolie, de présenter mille motifs de haïr la vie. En vain la raison fait des efforts pour combattre ces motifs, quand la mélancolie est à son période, ses efforts paroissent inutiles. Heureux les mélancoliques, si la contagion ne gagne pas la raison même, & si celle-ci n'est pas de

moitié dans le meurtre qu'on exécute
sur soi. On en a vu, en qui la faculté
que nous avons de réfléchir se changeoit
en un sophisme dangereux, devenoit l'a-
vocat de la mélancolie, & le plus cruel
de leurs bourreaux. Elle servoit à exa-
gérer à ces hommes malheureux les
inconvéniens de la vie, l'insipidité de
ses plaisirs, les maux qui en accompa-
gnent l'assoupissement, &c. : ensuite elle
travailloit à affoiblir ce grand argument
contre le *Suicide*, que la nature a gravé
dans nos cœurs : la crainte de la mort.
Peu-à-peu le mélancolique parvenoit à
se familiariser avec elle, à la dépouiller
de toutes ses horreurs, à en chérir l'idée,
& à la souhaiter : à cette époque la
mort n'étoit plus à leurs yeux qu'un lieu
de refuge, un doux azile, un port à
l'abri des tempêtes : la paisible demeure
du repos.

On ne sauroit donc assez recomman-
der aux personnes dont l'humeur incline
vers la mélancolie, de varier leurs

occupations, & jufqu'à leurs amufe-
mens ; de ne jamais tendre tellement
leur efprit en un fens, qu'il ne puiffe
fe replier en un autre. Car tandis que
la bile fermentera dans leur fein, la
mélancolie égarera leurs penfées, ne
leur en donnera que de finiftres, dont
ils rifqueront tout, en s'en nourriffant,
parce qu'en pareil cas elles conduifent
comme naturellement au délire.

CHAPITRE III.

DES Chagrins qui conduifent au Suicide.
Moyens propres à ôter à cette caufe
fon activité.

LES jours d'une infinité de gens
s'écoulent dans les malheurs ; il en eft
qu'un deftin fatal (s'il eft permis de parler ainfi) femble pourfuivre depuis le
premier inftant de leur naiffance jufqu'à leur mort ; d'autres n'ont que des
chagrins momentanés, mais ils font tels,

qu'ils conduifent comme naturellement au défefpoir. Dans de pareilles fitua- tions les objets ne fe préfentent à l'efprit que fous les plus noires images. La plus petite apparence de mal met le trouble dans l'ame. Tout ce qu'on prévoit, tout ce qu'on imagine a un germe de poifon qui corrompt les fources de la vie, & les tarit quelquefois entiérement.

Le chagrin conduit à ce dernier période de diverfes façons : tantôt c'eft brufquement, tantôt c'eft par degrés, & par une marche lente. Auffi diftin- gue-t-on plufieurs fortes de défefpoirs, felon la maniere dont le chagrin les produit.

Un coup imprévu arrive, l'ame eft ébranlée jufques dans fes fondemens : la raifon n'eft d'aucun ufage, fon cours eft intercepté. Le chagrin a été fi vio- lent, que l'homme tout entier a été terraffé : il femble avoir perdu en un moment l'heureufe prérogative qui le mettoit au-deffus de tous les êtres : ce n'eſt plus qu'un automate qui ſuit aveuglément la direction que ſa peine lui a donnée. Alors le projet eſt immédiatement ſuivi de l'exécution, & avant qu'on ſoit en état de ſe reconnoître. Qu'un homme, qui eſt dans une pareille poſition, attente à ſes jours, cela n'eſt pas ſurprenant; il ne ſait ce qu'il fait. Cet état eſt celui de la fureur, il n'eſt pas poſſible de s'y méprendre.

Il eſt un autre genre de déſeſpoir, dont les ſymptomes ſont moins frappans, & plus aiſés à méconnoître. Un homme eſt ſourdement miné par de longues peines, le chagrin s'eſt emparé de lui, il s'y livre, bientôt il n'eſt plus le maître de l'écarter, il y ſuccombe. Il n'eſt parvenu à cet état que par gradation: mais quand une fois la gradation eſt parfaite, tout ce qui a rapport au ſujet de ſon affliction le lui retrace vivement: peu à-peu il ſe lie à tous les objets, & lui préſente toute la nature ſous le plus triſte aſpect. Alors dégoûté de tous les plaisirs, son cœur se flétrit, toute espérance s'éteint pour lui, tous les points d'appui lui manquent, toutes les sources de la vie se tarissent; ses veilles se confondent avec ses reves, & le sujet de son chagrin devient inséparable de l'idée & du desir de la mort. Ce qui pourroit arriver de plus heureux à cet homme dans cet état, ce seroit de lui faire éprouver quelque violente secousse qui pût faire diversion à l'objet sinistre dont son ame est remplie.

Il est impossible de ne pas apperce-voir dans les deux hommes dont je viens de peindre l'état, tous les traits du désespoir, peut-être du délire (car il est peu de désespoir sans délire). Je suis persuadé que si l'on étoit assez heu-reux pour prévenir les desseins meur-triers de ceux qui attentent à leurs jours, ils avoueroient qu'ils n'ont aucun sou-venir de ce qui se passoit en eux dans ces tristes momens, ou ils en rappor-teroient au moins des choses qui marqueroient un délire complet. L'un auroit vu son ennemi levant le fer pour le frapper, & c'étoit lui-même qui alloit se le plonger dans le sein. L'autre auroit cru entendre les ombres plaintives de ses aïeux, la voix d'un ami tendre ou d'une épouse chérie qui l'appelloit au tombeau, & il se hâtoit de se rendre à leurs invitations. Celui-ci auroit cru voir sa maison toute en feu, & il se précipitoit du plus haut étage, pour éviter l'incendie: celui-là se seroit vu entouré de voleurs qui en vouloient à sa fortune ou à sa vie, & c'étoit lui-même qui se brûloit la cervelle.

Si la tristesse de ces états est frappante, la nécessité des moyens propres à les prévenir est indispensable.

Ne pas se concentrer dans ses déplaisirs, ne pas s'obstiner à ne vouloir rien voir & rien entendre que ce qui peut les entretenir ; voilà un remede dont mille expériences prouvent l'efficacité. On croit, en s'agitant, faire tomber le

Moyens d'arrêter l'activité du chagrin.

-trait qui blesse, & on l'enfonce davantage. Guérit-on une plaie en la rouvrant
à tout instant? Non sans doute. Toutes
les ressources de l'art sont employées à
la fermer; appareils, baumes, liqueurs;
tout est mis en œuvre pour la cicatri-
ser. Voilà une image naturelle des précautions que l'on doit prendre dans ses
chagrins, quelque grands qu'ils soient.

Mais il est des personnes dont l'imagination n'est propre qu'à multiplier les
objets désagréables. C'est un microscope
qui a la propriété non-seulement de
grossir, mais encore de noircir les choses
les plus indifférentes : c'est un ennemi
domestique qu'elles portent avec elles,
& qui leur fait une guerre d'autant
plus dangereuse, qu'elles ne se méfient
pas de lui. S'il les transporte dans l'avenir le plus reculé, c'est pour leur faire
voir leur situation dans l'état le plus
triste : s'il leur rappelle le passé, c'est
pour leur en retracer les images les plus
affligeantes : s'il les fixe quelquefois sur

le présent, c'est sur des objets désagréables. Heureux, & mille fois heureux ceux dont l'imagination est moins féconde! ils ont moins de soucis, par conséquent moins de chagrins. Il est peu de paysans que le chagrin porte à attenter à leurs jours.

Le moyen le plus propre à guérir l'imagination, c'est de la distraire, de bannir les idées sinistres qui reviennent trop vîte, de ne pas s'y arrêter du tout, ou du moins de n'y donner que l'attention que la machine nous force d'y faire.

J'avoue qu'il faut avoir beaucoup de force de raison, pour parvenir à empêcher les progrès de certains chagrins. Mais est-ce pour les augmenter ou pour les diminuer que la nature nous a fait présent de la raison? Il est vraisemblable que c'est pour nous guérir qu'elle nous a été donnée. Faisons-lui donc atteindre son but. Ecoutons sa voix, elle nous fera connoître ses désirs: elle nous dira qu'elle exige de nous que nous bannissions les regrets superflus. Elle nous apprendra que c'est se dégrader que de laisser agir sur soi la seule foiblesse. Elle nous dira que nous donnons à nos déplaisirs une force qu'ils n'auroient pas, si nous faisions, pour les détruire, les mêmes efforts que nous faisons pour les augmenter. O homme! que tu es ennemi de toi-même! tu ne mourrois pas de tes chagrins, & tu te donnes la mort, parce que tu en as!

Se tuer pour la perte d'un procès ou d'un emploi! pour un revers de fortune, pour une trahison, pour une infidelité! c'est le comble de la folie. Car à tout cela il y a remede. Y succomber, c'est donner la preuve la plus complette du délire. Les hommes sensés prononcent que *Porcia* a tort d'avaler des charbons ardens, parce que son mari s'est poignardé. Son estampe est propre à représenter la douleur, mais non pas le bon sens. On lui préfere *Pauline*, qui souf-

frit qu'on fermât les veines qu'elle
s'étoit fait ouvrir, pour ne pas fur-
vivre au vieux *Seneque.* Elle porta le
refte de fes jours fur fon vifage une
pâleur qui étoit un titre authentique de
la tendreffe qu'elle avoit pour fon mari,
mais qui prouvoit auffi qu'elle avoit écou-
té la voix de la nature encore plus que
celle de la tendreffe. Je voudrois qu'on
la repréfentât faifant mettre l'appareil
fur fes plaies, & qu'on mît dans fa bouche ces paroles: *La mort eft le pire de tout.*

Ce font les préjugés de l'éducation
& les principes d'une religion extra-
vagante, non pas le chagrin d'avoir perdu leurs maris, qui livrent les femmes
Indiennes au bucher ou brûlent les
corps de leurs époux. Si elles étoient
libres, ces exemples feroient plus rares;
mais on attache à leur zele à fe précipiter
entre les bras de la mort la preuve de
leur vertu: or on fait que rien n'eft
auffi puiffant fur les femmes que le
qu'en dira-t-on.

Dans quelques villages de Gascogne les femmes font toutes le semblant de vouloir se jetter dans la fosse où l'on met leurs maris. On dit qu'un Curé de cette contrée fit tomber cette manie par un stratagême qui fait honneur à son esprit. Une femme voulut, à la mort de son mari, faire tout ce que ses semblables faisoient en pareil cas, c'est-à-dire, des grimaces; le Curé ordonna qu'on la laissât descendre dans la fosse, & qu'on la couvrît de terre: la femme sentant que la quantité en étoit grande, & qu'elle couroit risque d'en être étouffée, la secoua promptement, & s'enfuit. Cela prêta à rire, & l'extravagance cessa.

CHAPITRE IV.

DE l'Influence des Passions par rapport au Suicide. Moyens de les corriger.

IL s'agit ici de l'abus des passions, de la satisfaction des affections sensuelles : il s'agit de ceux qui s'abandonnent à la volupté ; qui font du jeu leur seule & unique occupation ; qui donnent dans l'excés du vin, &c. En ceux-là l'assouvissement des passions doit accabler comme nécessairement le corps sous le poids des infirmités, & le conduire à l'épuisement par des voies anticipées. L'épuisement produit le desir de la mort, & celui-ci ne se réalise, hélas ! que trop souvent.

On est jeune, fort, vigoureux ; on a des desirs ardens, on fait des efforts pour les appaiser ; on les appaise en effet, mais c'est en s'épuisant. Le corps s'énerve, les sens s'émoussent à force d'être exercés; les sensations, même les plus douces, sont nuisibles, dès qu'elles reviennent trop vîte, & durent trop long-temps. On se rassasie de plaisir, & on ne pense pas qu'on en tarit les sources pour toujours. Le corps devient sans ressort; l'ame, sans activité; les maladies, dont chaque partie de l'un contient le germe, se développent; les inquiétudes, dont l'autre est le siege, se multiplient; le corps est un cadavre qui se pourrit, l'ame un être qui a perdu presqu'en entier la précieuse propriété de raisonner. Dans cet état l'on invoque la mort, &, si cette ressource des malheureux est refusée, & que l'irréligion se joigne à l'impatience, on va au devant de la mort, on se la procure par des voies toutes plus désastreuses les unes que les autres.

Telle est l'analogie de l'abus des passions avec le *suicide.* Dans l'assouvissement des passions l'ame & le corps sont mis dans un mouvement extraordinaire;

dinaire ; les efprits animaux font pouffés avec une impétuofité qui eft hors du cours de la nature : le cœur, les nerfs, les mufcles, le fang fe fentent de cette agitation, & tout s'ufe par le mouvement violent. Mille exemples qu'on pourroit citer, en fourniroient la preuve. Tel eft entre autres celui de ce Gymnofophifte, dont parle Diodore de Sicile (1). Il avoit été de la Secte des Brachmanes, qu'il avoit abandonnée pour s'attacher à Alexandre. Ce Conquérant, comme on fait, donnoit au plaifir les intervalles que lui laiffoient les armes. L'air empoifonné qu'on refpire à la Cour des Princes eut bientôt infecté *Calanus* : il fe livra au plaifir avec d'autant plus d'ardeur, qu'il s'en étoit privé depuis long-temps. Semblable à ces courfiers indomptés que des liens incommodes avoient retenus, & qu'à force d'efforts il font venus à bout de

______

(1) *Bibl. Hift. liv.* 17, *p.* 573 *édit. Rhodom.*

D

rompre, *Calanus* s'abandonna à tout
fans ménagement. Par cette voie il de-
vint vieux de bonne heure : il étoit dé-
crépit à trente-fept ans. A cet âge il fen-
tit un mal qu'il s'étoit procuré par fon
intempérance : il comprit qu'il alloit
bientôt fuccomber. Se voyant donc fans
reffource, il réfolut de mourir felon les
principes de la Secte qu'il avoit autrefois fuivie (1); il exécuta fa réfolution,
& fe brûla à la vue de l'armée Macé-
donienne. Diodore remarque expreffé-
ment, qu'il n'en vint à cette extrémité,
qu'après avoir compris que fon mal
étoit incurable.

A quels excès de fureur, de démence,
d'inhumanité la jaloufie, l'ambition,
& des paffions encore plus méprifables
n'entraînent-elles pas certains hommes !
L'une enfante les noirs foupçons & l'in-

______

(1) Les Brachmanes regardoient comme une
ignominie de mourir comme les hommes ordinaires, par la voie des maladiés.

quiete méfiance, toutes deux également
ennemies du repos & de la santé: l'autre fait faire des projets vagues, invente
mille moyens pour les exécuter, tour-
mente par conféquent les hommes.

L'avarice ne conduit-elle pas auffi
quelquefois au *Suicide* ? Témoin celui
dont parle Lafontaine, qui, pour la
perte de fon tréfor, fe pendit *bien &*
beau (1). A la vérité ce n'eft qu'une
fable que nous préfente ici l'ingénieux
Auteur; mais rien n'empêche que fous
l'emblême de l'Apologue ne foit cachée
une vérité de fait. Qui fait fi Tardieu
& fa femme (2) n'auroient pas attenté
à leurs jours, fi les voleurs fe fuffent
contentés de leur enlever leurs richeffes?
il eft très-probable qu'ils n'auroient pas
furvécu à leur perte; car

L'avare rarement finit fes jours fans pleurs.

Il n'eft pas jufqu'à l'amour de la

---

(1) *Liv. 9, fabl.* 16.
(2) Boil. *fatir.* 10.

gloire, qui, mal entendu & pouffé à l'excès, ne mene au *Suicide*. Un Gymnofophifte, que les Ambaffadeurs du Roi Porus avoient emmené à Augufte, ne fe brûla-t-il pas par vaine gloire ? Toute la ville d'Athenes étoit préfente à ce fpectacle: l'Empereur même ne dédaigna pas d'en être le fpectateur. On ne fait fi les uns ne montrerent pas en cette occafion autant de cruauté que l'autre fit paroître de folie. Diodore auroit dit, d'orgueil: car il ne donne d'autre motif à ce Gymnofophifte que la vaine gloire. C'étoit, dit-il (1), un Philofophe.

L'amour du fafte & du luxe produit auffi quelquefois des fuicides. On rapporte qu'à Paris la femme d'un Artifte, voyant par le fafte diminuer l'aifance intérieure de fa maifon, & ne voulant rien rabattre de fon luxe, propofa à fon mari de s'empoifonner de compagnie: le mari, plus docile à la voix de la

______

(1). Dion, Caffius, *Hift. Rom. liv.* 54, *p.* 603.

nature qu'à celle de sa femme, refusa la proposition. Mais la femme se dévoua, dit-on, à la mort, en victime intrepide de la mode & du bon ton. Ce fait, à la vérité, n'est pas le plus avéré du monde : mais il n'est pas hors de vraisemblance (1).

Que ne pourroit-on pas dire de la passion du jeu, passion funeste, qui renouvelle si souvent le spectacle du *Suicide*. Il seroit impossible d'en citer tous les exemples, parce qu'ils sont trop multipliés. Je me contenterai d'en rapporter deux, que des joueurs furieux ont donnés de nos jours. A Naples, un homme, désespéré d'avoir perdu une grosse somme au jeu, mordit avec tant de fureur la table sur laquelle il jouoit, que ses dents y entrerent fort avant, ensorte qu'il y resta cloué sans chaleur & sans vie (2). A Paris, le printemps

______

(1) *Journal de Paris*, *du 5 Janvier* 1777.

(2) *Gazette des Deux-Ponts*, *du 26 Nov.* 1772.

dernier, dans le Luxembourg, en plein jour, & presque sous les yeux de plusieurs spectateurs, un homme sortant d'un tripot, assassina son épouse, & se poignarda lui-même (1).

Et l'amour, l'amour profane, combien de fois n'a-t-il pas donné la scene du *Suicide* ? A la vérité on ne doit pas ajouter foi à ce que disent des amans malheureux les fables & les romans ; mais, sans recourir à ces sources impures & mensongeres, on pourroit citer mille exemples de ce genre. Il n'y a pas bien du temps qu'un jeune homme des environs de Toulouse alla se précipiter dans la petite riviere de l'Ers, parce que ses parens avoient refusé à ses vœux celle qui en étoit l'objet.

Mais, pour prouver plus efficacement que les progrès du *Suicide* ont toujours été en proportion du regne des passions, on n'a qu'à analyser l'histoire

-----

(1) Le 30 Avril de la présente année 1779.

des nations & des empires. On verra
ce monftre faire des pas plus ou moins
lents, felon que les mauvaifes mœurs
font de moindres ou de plus rapides
progrès.

Quand les Juifs furent attachés à
leurs loix & à leur religion ; qu'ils furent
animés de l'amour du bien commun,
on ne vit parmi eux que peu ou point
de Suicides (1). Mais, quand tout fut
bouleverfé, que les factions, le fchifme,
la révolte furent fréquens, les *Suicides*
le furent auffi. Qu'on fe rappelle les
efforts que Jofeph fit dans la grotte près
Jotapat, pour détourner fes furieux
compatriotes d'attenter à leurs jours (2).
Son éloquence & fon exemple n'en fau-
verent qu'un feul, de quarante qu'ils
étoient. Qu'on fe rappelle encore le
fpectacle affligeant pour l'humanité que

---

(1) On n'en compte que deux ou trois : celui
de Saül, celui de Razias, celui d'Achitopel.
(2) *De Bello Judaïc. lib.* 3, *cap.* 14.

donnerent plusieurs Juifs à la prise de Jérusalem par Pompée. Il y en avoit qui, pour mettre fin à leurs maux, se précipitoient des endroits les plus élevés ; d'autres mettoient le feu à leurs maisons, pour devenir eux-mêmes la proie des flâmes. Une preuve que c'étoit les plus mauvais d'entre les Juifs qui s'ôtoient la vie dans ces occasions, c'est qu'on remarqua qu'il n'y eut que ceux qui avoient excité la révolte, & qui craignoient les châtimens, qui se porterent à ces excès de fureur (1).

On voit dans l'Histoire des Grecs de pareils accroissemens, c'est-à-dire, le meurtre volontaire de soi-même gagner en proportioon des mauvaises mœurs.

Quand les filles de *Milet* se donnoient la mort en foule, les Miléfiens avoient passé du courage le plus grand à la plus grande mollesse (2). Les plaisirs, la

____

(1) *Hist. Univ. trad. de l'Ang. tom.* 7. *pag.* 146.

(2) Athenée, *lib.* 10.

volupté avoient fait ce changement en
eux ; l'un & l'autre avoient produit la
plus affreuse corruption. Peut-être étoit-
elle venue au point que les filles ver-
tueuses étoient outragées par des hommes
sans pudeur. C'étoit vraisemblablement
pour se mettre à l'abri de ces outrages ,
que les Habitantes de Milet se donnoient
la mort. Ce ne seroit pas la premiere fois
qu'un trop grand enthousiasme pour
la vertu auroit produit un pareil effet.

Les Poëtes rapportent qu'une Nym-
phe de Crete, appellée *Britomatre* ,
se précipita dans la mer, pour échapper aux poursuites de Minos. Eusebe,
dont l'autorité est plus recevable que
celle des Poëtes, dit qu'une Dame
Romaine, qu'il nomme *Sophronie*, se
poignarda, pour éviter les pieges que
lui tendoit l'Empereur Maxence (1).

Rome même, pendant la durée de

______

(1) *Hist. Eccl. lib.* 8 , *cap.* 14 *& lib.* 10 *de
vita Const. Cap.* 34.

ses beaux jours, ne fournit que peu d'exemples de *Suicides*. Le citoyen vertueux ne se délivra pas par cette voie du poids de ses devoirs, même après les plus cruelles infortunes. Régulus retourna tranquillement à Carthage, & ne prévint pas par sa mort les tourmens qui l'y attendoient. Posthumius n'employa pas cette ressource, après le malheur qu'il eut aux Fourches Caudines. Le Consul Varron survêquit à sa défaite, & n'en fut pas moins digne d'admiration. Le Sénat, composé de l'élite des Sages, le félicita de n'avoir pas désespéré du salut de la République. On vit de grands Généraux se laisser tranquillement livrer aux ennemis, plutôt que d'attenter à leur vie; eux cependant, à qui l'ignominie étoit cruelle, & à qui il en coûtoit si peu de mourir. Ils savoient qu'ils devoient à la Patrie leur sang, leur vie, leur dernier soupir; & que la honte ni les revers ne pouvoient les autoriser à donner l'un

& l'autre pour aucun autre sujet (1).

Ce ne fut qu'après la bataille de Pharsale que les mœurs changerent avec la République. Après cette époque les *Suicides* devinrent fréquens. Tout le monde s'en mêla : les Esclaves mêmes & les Affranchis abrégeoient leurs jours à leur fantaisie. A des hommes qui faisoient un bon usage de leur liberté avoient succédé des enthousiastes, des factieux, des ambitieux, des efféminés, des libertins.

Notre infortunée Patrie, qui donne maintenant de fréquens exemples de *Suicide*, a-t-elle gagné ou perdu dans ses mœurs ? Est-il difficile de décider ? La lâcheté, la mollesse, mises à la place du courage & de la valeur de nos peres ; la probité bannie de presque tous les Etats, au lieu de la franchise qui caractérisoit nos ancêtres ; l'adultere,

____

(1) *Imitation de J. J. Rousseau, Nouv. Héloïse, lett.* 2 *du tom* 3.

la fornication traités de bagatelles ; la pudeur outragée dans les rues & les places publiques par un sexe à qui elle étoit autrefois naturelle ; l'*égoïsme*, le *Suicide*, & mille autres monstres dont les effets étoient encore plus inconnus aux anciens François que les noms, répandus sur la face de la France : voilà ce qui décide, & qui décide au désavantage des mœurs de nos jours.

Que seroit-ce, si l'on analysoit la vie de la plûpart de ceux qui se sont donnés en spectacle par le *Suicide* ? Jettons les yeux sur ceux qui, de nos jours renoncent si lestement à l'existence.

Ces deux jeunes gens, qui firent, il n'y a pas long-temps, un jeu de leur vie à Saint-Denis, avoient-ils des mœurs, eux qui n'avoient quitté leurs drapeaux que par libertinage ? Ce *Lefevre*, qui fut arrêté il y a quelques années à Paris, avoit-il des mœurs ; lui qui ne se poignarda que pour éviter l'ignominie de l'échaffaud ? J..... avoit-il des mœurs, lui qui ne se coupa la gorge que parce qu'un homme en place lui avoit reproché d'avoir fait entrer dans ses coffres des deniers destinés à soulager la misere publique? &c., &c., &c. Si l'on ne craignoit de commettre des familles respectables, on nommeroit d'autres *Suicides* dont la vie ne fut pas moins affreuse que la mort.

Que l'état de l'homme qui assouvit ses passions est donc à craindre ! il produit l'ennui de la vie, & conduit comme naturellement au meurtre de soi-même. Quel terrible argument contre les passions ! quel puissant motif, pour porter l'homme un peu attaché à la vie à les combattre de toutes ses forces ! mais l'homme, poussé par mille vents contraires, peut-il éviter de faire naufrage à l'écueil des passions?

Oui, il le peut. Avec quelques efforts il réussira, sinon à détruire, du moins à morigener ses passions. Ce n'est que quand elles ont pris trop d'empire

qu'elles conduifent à ce point de délire,
de faire attenter à nos jours.

Faire ufage de la raifon, qui nous diftin-
gue des bêtes ; écouter la voix de la nature, qui eft gravée dans notre cœur; fuivre les documens de la Religion, qui a
été établie pour nous; pratiquer la prudence, dont nous fommes capables, la
vigilance, qui nous eft prefcrite; fuivre
la lumiere qui nous a été donnée pour
nous guider, je veux dire la confcience;
s'appliquer à connoître les regles d'une
morale fûre, en faire celles de fa conduite. En fe comportant ainfi, on n'a
befoin ni de glaive, ni d'armes à feu,
ni de poifon, ni de poignard.

> Integer vitæ fcelerifque purus,
> Non eget Mauri jaculis, neque arcu,
> Nec venenatis gravida fagittis,
> Fufce, pharetra (1).

---

(1) Hor. *lib.* 1, *Ode* 22.

CHAPITRE V.

*Fausse idée de la vertu & du courage,
caufe du Suicide dans ceux qui courent
à la célébrité. Vraie idée de l'un &
de l'autre oppofée à la fauffe.*

Ceux qui font confifter la grandeur
dans les feules actions d'éclat, fe mettent
peu en peine des qualités de l'ame. Ils
appellent courage, valeur, tout ce qui
en impofe aux hommes, excite leur admiration & leur étonnement. Ceux de
cette forte font comme partagés en deux
fectes.

Les uns font confifter le courage dans
la feule force du corps. Ce don de la
nature a rendu Hercule fameux chez
les Poëtes, l'a fait regarder comme le
premier, le plus grand des héros, & l'a
placé parmi les dieux. Le nom de
Samfon préfente auffi l'idée d'une force
extraordinaire de corps. Celui-ci a l'a-

vantage fur l'autre de n'être point un héros fabuleux. Il a été infpiré par celui qui peut feul faire de vrais héros.

Les autres croient trouver le courage & la valeur dans les deffeins hardis, dans les opérations heureufes. Par de pareilles voies font devenus célebres des brigands qui méritent plutôt l'horreur des hommes que leur admiration. Par-là Alexandre, Pompée & plufieurs autres Conquérants ont mérité le furnom de Grands. Il faut convenir que la poftérité n'a pas toujours confirmé l'idée que nos peres avoient de ces prétendus héros.

De trop funeftes expériences prouvent en effet que la force du corps, le fuccès des entreprifes peuvent fe rencontrer avec le mauvais droit, même avec la baffeffe & la lâcheté. Voilà pourquoi les juftes appréciateurs des actions humaines regardent toujours les crimes heureux comme des crimes. Cette feule confidération fuffit pour

faire difparoître de la force du corps &
des grandes entreprifes l'idée de la véritable grandeur & du vrai courage. Il
faut donc ceffer de prodiguer ces noms
à l'un & à l'autre; il faut donc chercher
quelqu'autre objet qui réuniffe en foi
l'idée qu'on attache à ces noms. Seroit-
ce le *Suicide ?* Mais le fcélérat & l'hon-
nête homme, le poltron & le brave,
les femmes & les héros, les perfonnes à
fentimens & les ames baffes en font également capables. Les derniers exemples
font même infiniment plus communs.

Quel homme que Néron! ce fut un
monftre qui n'eut jamais d'ardeur & de
courage que pour faire le mal: cependant il fut fuicide; mais jufque dans
cette action même, il montra de la
lâcheté & de la baffeffe. Que de façons
il fait pour fe tuer! tantôt il ordonne
qu'on creufe en fa préfence une foffe
de la mefure de fon corps; que l'on
apporte du bois & de l'eau, pour fervir
à fes funérailles; & à chaque ordre de

cette espéce il verse des larmes & s'écrie:
Quel sort pour un aussi grand Musicien!
Tantôt il saisit des poignards, en essaie
la pointe, & les remet dans le four-
reau; tantôt il exorte *Sporus* à commencer les lamentations funèbres. Quelquefois il demande en grace qu'on
l'encourage à mourir par un exemple
qu'on veuille bien lui donner, quelqu'autre fois il se reproche à lui-même
sa lâcheté: *Je ne vis plus que pour ma
honte*, s'écrie-t-il (1). Il ne se déter-
mina à mourir qu'après qu'on lui eut
fait une peinture affreuse du supplice
qui lui étoit destiné, s'il étoit pris en
vie. Il étoit temps. Déjà le bruit des
pieds des chevaux de ceux qui étoient
chargés de l'arrêter se faisoient entendre; ils étoient tout près de lui. Le péril
étoit on ne peut pas plus pressant. Alors
Néron se voyant sans ressources, prit

____

(1) Vivo deformiter ac turpiter. Suet.
Ner. 49.

un poignard, l'approcha en tremblant.
de sa gorge, & s'en frappa mollement.
Sans le secours d'*Epaphrodite*, son
Secrétaire, le coup n'auroit pas été mortel. Si l'on trouve dans une pareille conduite la moindre trace de courage, il
sera impossible de discerner la valeur
de la lâcheté.

Quel homme encore pour le courage
que l'Empereur Othon ? On ne peut
rien dire d'aussi fort pour la mollesse,
que son nom n'en signifie davantage.
Martial l'appelle l'*efféminé Othon* (1).
Cependant il eut la force d'attenter à sa
vie. Dira-t on, que le motif qui le porta
à se poignarder étoit glorieux. C'étoit,
dit-on, pour mettre fin à la guerre civile. Si un pareil motif peut être ré-
puté grand, la grandeur d'un Monarque
consistera donc à descendre du trône
au moindre obstacle qu'on opposera à
ses projets. Qu'un sujet soit assez ambi-

---

(1) Mollis Otho. *Mart. lib.* 6. *Ep.* 32.

tieux, affez infolent ou affez puiffant pour difputer la premiere place à fon maître, il faudra que celui-ci la lui cede fans difpute? Si Henri IV eût été imbu de pareils fentimens, de quel bonheur n'auroit-il pas privé la France? La ligue lui difputa long-temps fes droits au trône; Henri les fit valoir les armes à la main. Auffi c'eft un Héros dont tout le monde révere la mémoire. S'il fe fût donné la mort, il feroit mort en lâche, la France l'auroit en exécration.

Je pourrois citer plufieurs autres Suicides, dont la lâcheté n'eft pas moins publique que celle des Néron, des Othon. Les Caffius, les Antoine, par exemple: mais ce feroit, ce me femble, trop prouver. Leurs débauches font fi connues, que je ne crois pas que perfonne foit tenté de les regarder comme des héros.

Je ne citerai plus que les habitans de ces contrées malheureufes dévaftées par les Efpagnols: les Américains. Ils ſe montrerent de tous les peuples les plus lâches. Quand on voit leurs armées nombreuſes miſes en déroute par une poignée d'Européens, on a de la peine à contenir ſon mépris. Les Habitans du Pérou & du Mexique auroient écra-ſé les Eſpagnols au premier choc, s'ils avoient eu une étincelle de courage. Cependant ces mêmes hommes qui montrent ici tant de lâcheté, ſe dé-truiſirent en foule, pour éviter de por-ter le joug des Eſpagnols. On en vit qui, pouſſés à bout par la cruauté des Conquérants du Nouveau-Monde, s'en-fonçoient leurs propres flèches dans le corps, les retiroient enſuite, les pre-noient avec les dents, les mettoient en morceaux, & les jettoient contre les Caſtillans, croyant s'être bien vengés par cette eſpece d'inſulte, & mouroient dans la rage & le déſeſpoir. D'autres, forcés par leurs ennemis à leur ſervir de guides, ſe précipitoient ſur des poin-tes de rochers, & périſſoient plutôt que de trahir leurs freres en servant leurs ennemis (1).

Par cette voie, & encore plus par les armes des Espagnols, l'Amérique fut bientôt dépeuplée (2). Il fallut donc chercher dans quelqu'autre partie du monde des bras pour suppléer au défaut des naturels du pays. L'Afrique offrit ses habitans, qu'elle donna aveuglément pour des choses de luxe. Or les Negres d'Afrique, dont on se sert en Amérique pour cultiver les terres & préparer les productions du pays, sont presque tous sujets à se donner la mort au moindre mécontentement. La Métempsycose, à laquelle ils croient, est cause de la résolution qu'ils prennent à cet égard. Ils s'imaginent qu'après leur

______

(1) *Hist. de l'Am. par le P. Touron; tom.* 1, *pag.* 177, 178 *& suiv.*

(2) Ce fut bientôt fait, puisque dans moins de quinze ans il ne restoit en Amérique que la vingtieme partie des habitans que Christophe Colomb y avoit trouvés.

mort ils retournent dans leurs pays, &
font rendus à leur liberté. Or, qui voudroit reſſembler aux Negres, je ne dis
pas ſeulement dans leur croyance, mais
même dans leurs mœurs?

J'avoue qu'à tous ces exemples de
lâcheté on peut en oppoſer de plus glorieux en apparence. Les Lucrece, les
Caton, les Brutus, &c. mais avec un
peu d'attention, l'héroïſme de ces
ſoi-diſants grands-hommes diſparoît
aiſément.

Le *Suicide* de Lucrece a excité dans
tous les temps l'admiration des hommes.
Les Payens l'ont célébré à l'envi; quelques Chrétiens même ſemblent avoir
apperçu en Lucrece un certain héroïſme
qui reſſemble à de la vertu. M. Racine
a dit, en parlant de la vertu:

Et les Romains, enfans d'une impure Déeſſe,
En dépit de Venus admirerent Lucrece (1).

-----

(1) *Poëme de la Relig. chant* 1, *pag.* 27,
28. S'il n'avoit mis une note à ces vers, ils
auroient paru favorables au Suicide.

Si elle fut vertueufe, ce ne fut qu'à la maniere des Payens, dont la vertu manque toujours par quelqué endroit. En effet, en examinant l'action de Lucrece de près, on la trouve précédée d'adultere & couronnée par l'homicide.

1°. Précédée d'adultere. N'avoit-elle pas confenti aux defirs de *Sextius* ! avec répugnance, à la vérité; cependant elle y avoit confenti. Elle auroit pu & dû réfifter davantage. Quand on accorderoit qu'elle ne céda que pour fe fouftraire à l'infamie, cela ferviroit à diminuer fa faute, mais ne pourroit lui mériter les éloges dus à la chafteté. Si elle avoit été inftruite, elle auroit fçu que l'on doit craindre le crime plus que la mort. Je fens qu'une pareille doctrine doit paroître dure aux femmes de notre fiecle : cependant c'eft la doctrine du Chriftianifme qu'elles ont embraffé, & qu'elles devroient pratiquer.

2°. Couronnée par l'homicide : homicide qui ne lavoit pas fa faute, & qui ne
prouvoit

prouvoit pas fon innocence: il ne fervit qu'à montrer fon orgüeil, fa doüleur, & à prouver que l'infulte qu'on lui avoit faite avoit furmonté fa conftance & l'avoit jettée dans le défefpoir.

Voici, ce me femble, le jugement qu'on peut porter de Lucrece. Ce fut une femme plus fenfible à la perte de fa réputation qu'à celle de fa vertu : encore fe trompa-t-elle fur les moyens de conferver fa réputation. Il étoit un moyen tout fimple pour la conferver, c'étoit de garder le filence. Pourquoi parler ! c'étoit vouloir paffer pour ver-tueufe, fans l'avoir été.

Pour Caton, il n'eut pas même l'idée du vrai courage. S'il l'avoit eue, il ne fe feroit pas tué dans la circonftance où il le fit. Il lui reftoit encore des ref-fources après la bataille de *Tapfus* : il lui étoit très-aifé de fortir d'Utique avant l'arrivée de Céfar: il auroit trou-vé un afyle en Efpagne.

Là étoit une armée attachée au parti

de Pompée, qu'il pouvoit employer à l'avantage de la République. Sa préfence & fa réputation valoit pour elle un renfort confidérable. Par cette voie les partifans de la bonne caufe fe feroient multipliés; ou du moins ceux qu'elle avoit déja auroient repris courage. Il prématura donc fa mort, puifqu'il s'ôta la vie avant d'avoir fait les derniers efforts pour fauver la liberté Romaine. Il ne mourut donc pas en grand homme. Lui-même ne le croyoit pas, puifqu'il détourna fon fils de l'imiter.

Il eft encore plus difficile de trouver en Brutus, homicide de lui-même, la moindre ombre de vertu & de courage. Qu'on fe figure un homme d'une imagination vive, d'un caractere bouillant, toujours prêt à défendre fes idées avec zele, quand il les croit vraies. Que cet homme regarde la liberté comme une efpece de divinité, à laquelle il croit que tout doit facrifier; un homme pareil doit porter fon culte jufqu'au fana tifme. C'eft Brutus que je viens de pein-dre. L'amour de la liberté arma fon bras; fon bras une fois armé frappa in-diftinctement tout ce qu'il ne trouva pas marqué du fceau Républicain. Tel lui parut, dans l'excès de fon zele, fon pere & fon bienfaiteur(1). Qui fait fi, revenu à lui-même, il ne fuccomba pas à fes remords? Qui fait, fi la crainte de tomber entre les mains des ven-geurs de la mort de Céfar ne le décida pas à prévenir les tourmens qu'on lui auroit fait fubir ? Quand on voit donc Brutus fe priver de la vie, on ne fauroit en être furpris; c'eft une fuite de la bru-talité de fon caractere : mais on ne peut prendre une pareille action pour de la vertu. J'en appelle à l'apoftrophe qu'il fit à la vertu peu d'inftans avant fa mort. „ O Vertu, tu n'es donc qu'une idole „ vaine, ou un fantôme féduifant ! je

---

(1) Plufieurs Auteurs ont penfé que Brutus étoit fils naturel de Céfar.

» t'ai cultivée dès l'enfance, & voilà le
» fruit que j'ai retiré de mon attache-
» ment! je t'avois recherchée comme
» un bien folide, je m'apperçois trop
» tard que tu n'es qu'une chimere, ou
» au moins qu'une efclave de la for-
» tune! Langage de défefpoir, dit un
Grand-Homme (1), qui démafque la
» conftance que Brutus avoit jufques-là
» témoignée »!

Dès qu'il a été auffi aifé d'effacer de
deffus les fronts de Lucrece, de Caton,
de Brutus les caracteres de grandeur que
le vulgaire leur trouve, il eft inutile de
faire des efforts pour faire difparoître
l'héroïfme de quelques autres *Suicides*
du fecond rang.

Suppofons néanmoins que des hommes attachés à la vertu, & véritable-
ment courageux, fe foient donné la
mort; étoient ils grands alors? Eft-il

---

(1) Rollin, *Hift. Rom. tom.* 8, *l.* 49, *p.* 266.

impoſſible que leur courage les eût abandonnés? Les chênes les plus robuſ-tes ne cédent-ils pas aux coups redou-blés de la hâche ou de la tempête? Les eſprits les plus fermes ne ſont-ils pas ſouvent domptés par la cruauté du ſort? Où eſt le courage aſſez parfait, pour ne trouver dans la vie humaine aucun con-tre-temps qui puiſſe le faire pencher vers la foibleſſe?

Quand on voit donc faire la même choſe à un homme lâche & à un homme courageux, dira t-on que le lâche s'eſt tout d'un coup changé en héros, ou bien que le héros eſt devenu foible? Le dernier paroît bien plus probable que le premier. Mais laiſſons-là les mots de force, de foibleſſe, de courage, de lâcheté: diſons qu'il s'eſt fait dans l'un & dans l'autre un changement qui les a conduits tous les deux à un état com-mun, au délire, au déſeſpoir. Voilà, en derniere analyſe, à quoi ſe réduit la force & le courage de celui qui ſe tue.

Idée du courage & de la vertu qui caractérisent les Héros.

Il est temps de donner une idée du courage & de la vertu qui caractérisent les Héros. Le véritable courage, la sublime vertu n'est autre chose, ce me semble, qu'une force qui produit dans l'ame des sentimens sublimes ; qui la porte à mépriser le péril, à soutenir les malheurs, à supporter les revers de la fortune avec constance & fermeté. Un homme, embrasé de ce feu, s'éleve au-dessus des craintes vulgaires, se place, pour ainsi dire, dans un poste qui le rend insensible à tous les maux. Cette élévation porte à des actions grandes, hardies, mais utiles : elle est toujours jointe à la générosité, à l'amour du juste & du beau. De-là la sublimité des idées dans l'invention, la fermeté, la constance dans l'exécution : de-là la résistence qu'on oppose aux obstacles, la patience dans les divers accidens de la vie, dans les dangers, dans la douleur & l'adversité.

Le courage & la vertu, pour être

vraiment héroïques, supposent donc trois choses: des actions qui excitent l'étonnement & l'admiration; de la sagesse dans la conduite; de l'utilité dans la fin. Ces trois caracteres se trouvent réunis dans Régulus retournant à Carthage, dans Eustache de Saint-Pierre & les cinq autres habitans de Calais, qui se vouent pour la Patrie; dans le Baron de Jussé qui se précipite au milieu des flammes pour en retirer ceux qu'elles alloient dévorer (1).

---

(1) Le Baron de Jussé commandoit un des vaisseaux du Roi au siége de la Rochelle: déjà il avoit accroché l'Amiral ennemi, il avoit fait sur son bord un carnage horrible. Il ne restoit plus que cinq hommes sur le vaisseau ennemi: un de ces cinq hommes court à la sainte-barbe, y met le feu; le Baron de Jussé saute en l'air dans un tourbillon de flamme & de fumée; & va retomber, sans se faire mal, à deux cens pas de là. Le péril qu'il avoit couru, & qu'il court encore, ne le touche pas; il ne pense qu'à celui que courent les hommes qui sont sur son vaisseau: il gagne à la nage une chaloupe,

Il s'en faut bien qu'on apperçoive la moindre trace de ces caracteres dans le *Suicide*. Quand on se tue, on fait sans doute une chose d'éclat; on montre une sorte de force extraordinaire (il en faut en effet beaucoup pour rompre les liens qui attachent à la vie): mais quelle sagesse, quelle utilité peut-il y avoir à se tuer? Peut-il être utile & sage de quitter la vie avant le temps? Peut-il être utile & sage de troubler l'ordre de la nature, de se détourner de son cours?

La sagesse consiste à faire un usage de nos forces tendant à remplir les fins de la nature. L'utilité paroît, quand on contribue à faire régner l'ordre établi dans l'univers, & quand on procure quelque avantage aux êtres avec lesquels la nature ou la société nous a mis en

---

vole à son vaisseau, que les flammes avoient déjà atteint; en retire son Lieutenant & cinquante-six hommes, & l'instant d'après son vaisseau se précipite & s'abîme. *Hist. du Patriot. Franç. tom. 5, p. 276.*

rapport. Or, est-ce diriger ses forces aux fins de la nature, que de les tourner contre la nature ? Est-ce contribuer à faire régner l'ordre, est-ce faire ce qu'exigent nos différens rapports avec les autres êtres, que d'anticiper le terme de notre vie, sagement réglé par l'Auteur de nos jours, & de disposer de nous comme si nous n'étions ni dans la dépendance de Dieu, ni dans aucune liaison avec nos semblables ? C'est pourtant ainsi qu'en agit le destructeur de soi-même. Il n'y a donc dans son action ni sagesse, ni utilité, par conséquent ni vertu, ni grandeur d'ame, ni courage. Il n'y a, au contraire, que foiblesse, que pusillanimité.

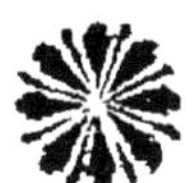

CHAPITRE VI.

FAIRE exécuter la loi portée contre le Suicide, moyen très-propre à en arrêter la fureur.

C'EST peut-être parce que depuis quelque temps on paroît mollir sur l'exécution de cette loi, qu'on voit les exemples de Suicide se multiplier, & ce monstre faire les plus grands ravages. Essayons de prouver que l'exécution de cette loi est une forte digue pour arrêter le torrent du *Suicide*.

Nous avons tous horreur de notre destruction; nous aimons aussi à nous voir honorer & respecter: or la loi qui ordonne que le corps du *Suicide* soit ignominieusement traîné dans les rues, nourrit & fortifie ces deux idées, est propre par conséquent à arrêter la fureur du *Suicide*.

Quelle loi présente sous un aspect

auffi frappant les idées de mort, de crime, d'opprobre ? Quelle loi forme auffi fûrement l'entendement à l'habitude d'une telle affociation d'idées ? C'eft donc le moyen le plus fûr d'en détourner : car une loi pénale qui excite plus d'horreur pour le crime contre lequel elle eft donnée, eft fans doute la meilleure, puifqu'elle va à fon but par la voie la plus courte. Or telle paroît être la loi portée contre les *Suicides.*

On dit, pour combattre cette loi, » que le meurtre volontaire de foi- » même n'eft un crime que devant Dieu; » qu'il le punit après la mort, parce » lui feul peut punir ainfi : mais que » ce n'en doit pas être un devant les » les hommes, & qu'ils n'ont aucun » droit de le punir (1).

Mais Dieu ne punit-il pas tous les crimes, cela empêche-t-il les hommes d'infliger des peines aux coupables ? Il

____

(1) Traité des délits & des peines, *art. du Suicide*, *p.* 188.

suffit que les crimes soient extérieurs
& qu'ils nuisent à la société, pour mériter l'animadversion des loix. Essayons
de prouver cette vérité, qui tient à l'existence de toutes les loix pénales.

Si l'autorité civile n'avoit à opposer
au crime que les peines que Dieu réserve aux méchans dans l'autre vie, la
société devroit laisser tous les crimes
impunis. Quel droit auroit-elle de sévir
plutôt contre certains coupables, que
contre d'autres ? Pactiseroit-elle avec
Dieu ? Lui diroit-elle : Réservez-vous la
punition de tel crime, laissez-nous celle
de tel autre ? Il ne faut donc pas con-
clure de ce que Dieu punit les crimes,
que les hommes ne puissent en tirer
vengeance. Ce seroit lâcher la bride à
tous les désordres, renverser par conséquent la société de fond en comble.

En vain dira-t-on que ce droit devient chymérique, dès qu'il n'atteint
pas son but; qu'il est des scélérats que
rien n'arrête, ni l'aspect du gibet, ni

celui de la roue & du feu. Mais cela prouveroit trop, puisque cela prouveroit même contre le droit de Dieu. Il est en effet des scélérats, auxquelles les peines de l'enfer n'en imposent pas : en outre il est démontré qu'en s'abandonnant au crime, les méchans n'imaginent pas en subir la peine. Les uns espérent échapper aux poursuites de la Justice ; les autres se flattent de réussir par leurs subterfuges, à persuader qu'ils sont innocens. De même, quand on en voit qui semblent braver les peines de l'enfer, ils ne le font, ou que parce que leur incrédulité les leur fait révoquer en doute, ou que parce qu'ils comptent trop sur la bonté de Dieu, ou que parce qu'ils se promettent de faire penitence de leurs crimes avant de paroître devant le souverain Juge. Achevons de prouver le droit des hommes par rapport aux loix pénales.

Les hommes formant une société, doivent se servir les uns les autres. Ils ne peuvent le faire qu'en procurant, autant qu'il est en eux, le bien général & particulier, & en s'abstenant de nuire à leurs semblables. Or ils ne peuvent contribuer au bien général & particulier, qu'en se rendant utiles aux autres par leurs actions, par leurs conseils, par leurs travaux, & sur-tout par leur constance à soutenir les miseres de cette vie. Telle est la disposition que la société a droit d'exiger de chaque individu qui la compose. Cette vérité paroît démontrée.

Mais, si la société a le droit d'exiger de chacun de ses membres, qu'il concourre au bonheur de tous, chaque particulier est tenu de lui obéir & de se soumettre, en cas de désobéissance, à la peine portée par la loi. Cette obligation est évidente pour tous les hommes, parce qu'ils ont souscrit le contrat social, parce qu'elle est comprise dans le pact fondamental qu'ils ont fait en s'unissant ensemble. Sans cela ils n'auroient pas pourvu à la conservation de

la société. Appliquons ces principes
au *Suicide.*

S'il est certain que nous soyions faits
pour nous servir les uns les autres, chacun est donc obligé de rester dans la
vie aussi long-temps qu'il peut être utile
à ses semblables. S'il cesse de l'être,
c'est à la société à en juger, & non pas
à lui, autrement il seroit juge en sa
propre cause. Quand elle rejette les scélérats de son sein, c'est parce qu'elle
les trouve pernicieux, & qu'elle a pro-
noncé avec connoissance & jurisdiction.

Il est un autre cas, où la société est
autorisée à demander le sacrifice de la
vie de quelques-uns de ses membres.
Il faut repousser l'ennemi, procurer la
paix par la voie des armes : la société
commande qu'on s'expose aux périls,
qu'on brave la mort. Des ruisseaux de
sang coulent, plusieurs citoyens sont
moissonnés; la République leur témoi-
gne sa reconnoissance, en consacrant
leurs noms dans ses fastes. Ce sont des

héros, des braves, des ames grandes,
des sujets vertueux. Pourquoi cela? parce qu'ils meurent pour leurs semblables,
parce qu'ils restent dans l'harmonie de
la société, & qu'ils se livrent aux tranf-
ports de l'amour qu'ils ont pour elle.

Mais sortir, de son autorité privée,
du sein de la société, parce qu'elle est
entourée de maux, c'est exiger d'elle la
souveraine perfection, le bonheur infini,
qu'il n'est ni en son pouvoir de se com-
muniquer, ni au pouvoir des autres de
lui procurer. Lui est-il possible en effet
d'empêcher les dissentions, les procès,
les injustices parmi les hommes qui la
composent? Peuvent-ils être tous pru-
dens, discrets, raisonnables? Est-il pof-
sible d'empêcher qu'ils n'aient des intérêts opposés, des vues qui se croisent,
des talens qui se nuisent, des desseins
qui se renversent? Rendre la société
responsable des divers événemens de la
vie, c'est donc exiger l'impossible, &
vouloir accorder les contraires. Telle est

l'injuſtice que le Suicide fait à la ſociété, la ſociété eſt donc en droit de le
punir.

Ce droit de la ſociété par rapport
au *Suicide*, eſt ſi évident, que M. de
Monteſquieu a été obligé d'en convenir, lui cependant, de l'autorité duquel
on ſe ſert ſi ſouvent pour étayer la doctrine meurtriere de ſoi-même; lui qui
l'a enſeignée diſtinctement dans ſes *Let-*
tres Perſannes: il eſt clair, dit-il, que
les loix civiles de quelque pays peuvent
avoir eu des raiſons pour flétrir l'homicide de ſoi-même (1): tant il eſt vrai
que la vérité a bien plus d'empire ſur
les hommes d'un âge mûr que ſur les
jeunes gens, que le poids des paſſions
entraîne toujours vers le parti qui leur
eſt le plus favorable.

On ajoute pour infirmer la loi dont
je réclame l'exécution, » que celui qui

____

(1) L'Eſprit des Loix, *liv.* 14. *chap.* 12.
part. 2. *p.* 236. *édit. in-*4°.

» renoncé tranquillement aux douceurs
» de l'exiſtence, & hait aſſez la vie pour
» lui préférer une éternité malheureuſe,
» ne ſera ſûrement pas ému par la con-
» ſidération de cette loi (1) ».

Mais pourquoi l'exécution de cette loi ne feroit-elle pas ſur les hommes d'à préſent la même impreſſion qu'elle fit autrefois ſur les Habitans de *Milet* ? La fureur de hâter ſa mort fut telle pendant un certain temps chez eux, que les filles même ſe tuoient en foule. On en voyoit qui, de gaieté de cœur, ſe pendoient dans leurs maiſons, ſans qu'on pût en deviner la cauſe (2). Le mal fit de ſi grands progrès, que la République fut obligée d'infliger des ſupplices aux cadavres de celles qui s'é-toient ainſi défaites. On les dépouilloit de leurs habits : en cet état elles étoient expoſées nues aux regards du public,

---

(1) Traité des délits & des peines, déjà cité.
(2) Plutar, cité par Gellius, *liv.* 15.

enfuite on les traînoit dans les rues avec
avec la même corde qui avoit fervi à
les priver de la vie (1). La pudeur, fi
naturelle aux filles, fit ce que l'amour
de la vie n'avoit pu faire ; celles de
Milet cefferent de fe pendre.

D'ailleurs cette objection ne peut
être forte que pour ceux qui ont du
plaifir dans la vie, & qui croient à
l'éternité. Or ceux qui fe tuent, ne le
font que parce qu'ils ne peuvent fup-
porter les malheurs qui les affaillent ;
& ceux qui en viennent à cette extrémité, ne croient pas communément à
une autre vie : la meilleure preuve qu'on
puiffe en donner, c'eft le meurtre qu'ils
exécutent fur eux-mêmes.... Pour ceux
qui croient à une autre vie que celle ci,
la peine décernée contre les *Suicides*
paroît très-propre à rappeller à leur
efprit les peines de l'éternité, elle eft

---

(1) C'eft peut-être ce qui a donné l'idée du
fupplice qu'on fait fubir aux *Suicides.*

par conféquent bien propre à arrêter leurs mains homicides. Ces deux idées font en effet trè:-analogues.

Car, pourquoi nous inculque-t-on dès l'enfance les principes d'une Religion qui fait efpérer des récompenfes après cette vie, comme elle fait craindre des châtimens après la mort ? En nous nourriffant de bonne heure de ce fuc falutaire, on a fans doute en vue de mettre un frein à nos paffions, & l'on voudroit, s'il étoit poffible, que ces vérités fuffent fans ceffe préfentes à nos efprits. Par malheur les divers objets qui fe préfentent à nos fens, & les différentes manieres dont ils nous frappent, nous diftraifent. Par un plus grand malheur encore nos paffions, toujours prêtes à s'enflammer, multiplient les fujets de nos diftractions, réuffiffent enfin à étouffer l'idée des récompenfes & des peines éternelles. Nous avons donc befoin d'être réveillés de temps en temps : c'eft ce que font les peines décernées contre l'abus public des paffions. A leur afpect l'homme s'effraie : fa frayeur augmente, quand il penfe que ces peines lui en annoncent de plus rigoureufes encore par leur intenfité & leur durée.

Tel en effet paroît être le rapport qu'elles ont les unes avec les autres, que celles de l'éternité femblent avoir donné l'idée de celles du temps. Les hommes ont une fi forte tendance vers la divinité, qu'ils font portés comme naturellement à imiter fes opérations. Il paroît que ç'a été leur but, en inftituant des peines contre les coupables. Cette liaifon une fois fuppofée entre les loix divines & les loix humaines, préfente à l'efprit de celui qui feroit tenté d'abréger fes jours, deux motifs qui fe fortifient mutuellement. Vus ainfi enfemble, ils doivent avoir une force, qu'aucun d'eux n'euroit eue féparément : ces deux forces réunies communiquent à la loi établie contre les Suicides une efficacité, à laquelle il eft difficile de réfifter,

Enfin, pour porter le dernier coup à la loi, dont je crois l'exécution absolument nécessaire pour arrêter la fureur du Suicide, on dit qu'elle a des inconvéniens : mais quelle loi n'en a pas ? Le plus grand, sans doute, c'est celui de laisser une tache d'infamie sur les parens du *Suicide*, quoiqu'innocens de son crime. Mais cet inconvénient est celui de toutes les loix pénales. Elles ont cependant un avantage qui compense bien amplement cet inconvénient ; c'est d'être un aiguillon puissant pour exciter les peres & les meres à inspirer à leurs enfans de l'horreur pour les crimes qui attirent l'animadversion de la justice. » Voyez, mon fils, dira un » pere sage à son enfant, voyez le dé- » sastre arrivé dans cette famille par l'in- » conduite de ce jeune homme. Voilà » les fruits amers que produisent le » libertinage & l'assouvissement des paf- » sions. Ah! si vous devez un jour im- » primer sur mon front une pareille

» ignominie , puisse l'Auteur de vos
» jours en voir couper maintenant la
» trame».

D'ailleurs cette flétrissure s'affoiblit
beaucoup dans l'estimation des hommes.
L'ancien préjugé perd tous les jours du
terrein. On est déjà presqu'universelle-
ment porté à regarder toutes les fautes
comme personnelles; & à ne considé-
rer comme déshonoré , que le seul coupable : il faut convenir néanmoins que
les Anglois ont à cet égard l'avantage
sur nous. Non-seulement ils ne regardent pas comme déshonoré le fils d'un
supplicié , mais le coupable lui-même
semble rentrer dans ses droits de citoyen, quand la loi a puni son crime :
sa mémoire n'est pas flétrie dans l'opinion publique : ses héritiers portent son
nom , ainsi qu'ils héritent de ses biens.
Nous en avons vu de nos jours un exemple frappant. Un Docteur a été exé-
cuté à Londres pour crime de faux ;
néanmoins son frere n'a point changé

de nom, il a même fuccédé à fes bénéfices (1).

Je ne faurois m'empêcher de relever ici une contradiction manifefte, qui fe trouve dans les Loix de France, ou plutôt dans l'opinion des François, par rapport aux fuppliciés. Pourquoi cette diverfité de peines pour le même délit, felon la diverfité des conditions? Un Gentil-homme convaincu de rébellion eft décapité, & le Roturier eft puni du fupplice de la corde. Comme nos mœurs n'attachent d'opprobre qu'à ce dernier fupplice, il en réfulte une injuftice évidente. Il eft en effet très-injufte que ce foit la condition qui produife l'opprobre, tandis que ce ne doit être que le crime.

Il feroit à fouhaiter que nos Rois adreffaffent aux parens des coupables, de quelque condition qu'ils fuffent, de quelque fupplice dont auroient été

____

(1) Voyez le Journal de Linguet: n°. 6, pag. 375 & fuiv.

punis

punis leurs Auteurs, les paroles de
Henri IV aux parens du Maréchal de
Biron. Ils étoient à ses genoux fondants
en larmes, & lui demandants sa protection. Le grand Henri, touché de leur
état jusqu'à l'attendrissement, leur dit
ces paroles remarquables: ,, Le Conné-
,, table de Saint-Paul, de qui je viens,
,, le Duc de Némours & le Connétable
,, de Bourbon, dont j'ai hérité, ont-ils
,, laissé moins d'honneur à leur posté-
,, rité? Le Prince de Condé, mon oncle,
,, n'auroit-il pas eu la tête tranchée le
,, lendemain, si le Roi François II
,, ne fût mort? Voilà pourquoi vous,
,, qui êtes parens du Maréchal de Biron,
,, n'aurez aucune honte, pourvu que
,, vous continuiez en vos fidélités,
,, comme je m'en assure: &, tant s'en
,, faut que je vous veuille ôter vos
,, charges, que, s'il en venoit de nou-
,, velles, je vous les donnerois (1).

____

(1) Mercure François: *ann.* 1602.

Supposons néanmoins que l'ancien préjugé subsiste, & que les parens d'un homme mis à mort pour ses forfaits soient déshonorés dans l'opinion du peuple, c'est un mal sans doute, mais ce n'est qu'un petit mal, en comparaison de celui qui résulteroit de l'impunité des crimes, & sur-tout de celui du *Suicide*. Il vaut donc mieux que le particulier, la famille même soient sacrifiés plutôt que le bien commun & la société entiere.

Préféreroit-on de voir les villes se dé-peupler, les citoyens s'encourager mutuellement à se défaire d'une vie qui leur paroîtroit incommode, les grands noms disparoître, les grandes actions être obscurcies, & la source s'en tarir? O Rois! où seront vos sujets, si vous permettez aux hommes de se tuer à leur volonté? Et vous, Magistrats, qui, après des fonctions aussi glorieuses qu'utiles, rentrez dans vos maisons, y recevez les tendres caresses de vos enfans, que deviendra pour vous le doux nom de père, si vous n'empêchez ceux à qui vous avez donné la vie, de se l'ôter?

Préféreroit-on encore d'ouvrir aux scélérats une nouvelle voie pour se défaire de leurs ennemis, ou de ceux dont ils envient le bien ? Cette voie c'est l'inéxécution de la loi contre les Suicides. Des méchants attenteront à la vie des autres, & le feront avec des circonstances qui sembleront prouver que ce sont eux mêmes qui se sont tués. Les exemples n'en sont pas rares. En 1574 il arriva près de Berne en Suisse un fait tragique, qui prouve ce que je dis. Un fils dénaturé vola à son père une somme d'argent qu'il avoit ramassée avec grande peine, l'étrangla, suspendit ensuite son corps avec le même licol qui lui avoit servi à faire cette cruelle opération. En 1736, dans un village de Provence, un père inhumain étrangla son fils, suspendit ensuite son cadavre à un arbre, pour changer les indices de son crime, &

les tourner à la charge de son fils. Ce
pere cruel ne se porta à cet excès de
fureur contre son fils , que parce que
ce dernier avoit refusé à sa marâtre le
doux nom de mere , dont elle n'avoit
pas pour lui les entrailles (1).

Heureusement ces deux faits furent
éclaircis , & les vrais auteurs de ces crimes découverts : mais combien d'autres
de cette nature ne l'ont pas été ! Et
combien d'assassinats feront pris pour
des Suicides , si le meurtre volontaire
de soi-même est toléré ! Qu'on cesse ,
si l'on ose , de faire des formalités à cet
égard , c'en est fait du genre humain.
Quel aiguillon pour exciter les Juges
des lieux à user de diligence pour faire
constater l'état des malheureux trouvés
morts ! en vain dira-t-on qu'il est difficile de discerner l'assassinat du meurtre
volontaire de soi-même ; on y est bien

____

(1) Voyez pour ces deux faits le Mémoire de
M. Louis : *pag.* 33 , 38 , &.

parvenu quelquefois, pourquoi avec des attentions & des foins ne pourroit-on pas fe promettre d'y parvenir encore ? Un habile Chirurgien (1) de Paris a donné des moyens qui paroiffent très-propres à faire ce difcernement. La diligence qu'on apporteroit à cet égard, ne fervît-elle qu'à jetter la terreur dans l'ame des fcélérats, & à arrêter la main de ceux qui feroient tentés d'abréger leurs jours, elle feroit infiniment avantageufe à l'Etat.

____

(1) Mémoire de M. Louis, déja cité.

CHAPITRE VII.

DE l'Irréligion, comme cause du Suicide.
Moyens de s'en garantir.

CES deux propositions : *Il n'y a point de Dieu : L'ame meurt avec le corps :* ont fait plus de *Suicides* que toutes les autres causes.

S'il n'y a point de Dieu, il est hors de doute que l'homme est dispensé de lui rendre compte de ses actions ; qu'il n'a rien à en espérer, ni rien à en craindre. Il peut donc se défaire de son existence, ou la conserver à son gré : il n'est comptable qu'à la nature, à qui les diverses modifications de la matiere sont égales.

Pareillement, si l'ame de l'homme meurt avec son corps, l'homme n'est donc qu'une matiere organisée d'une certaine maniere. En se défaisant de son existence, qui le rend capable de fouffrance, l'homme fe délivre donc, & pour le temps préfent, & pour l'avenir, de toute efpece de maux (1).

Mais qui a dit qu'il n'y a point de Dieu ? Mille preuves plus fortes les unes que les autres démontrent qu'il y en a un ; & on n'en a aucune du contraire. Quoi ! dans le monde tout feroit fi beau, fi bien arrangé, & l'on n'appercevroit pas dans ce bel ordre une fageffe fuprême ! La fucceffion des jours & des nuits feroit toujours réguliere, & perfonne ne lui auroit donné cette régularité ! La révolution des faifons feroit toujours conftante, & aucun être fupé-

---

(1) Le *Suicide* fuit fi naturellement de la mortalité de l'ame, que Bayle n'a pû fe difpenfer d'en convenir. » Il eft plus naturel, dit-il, » qu'un homme qui croit la mortalité de l'ame, » attente à fa vie lorfqu'elle lui eft à charge, qu'il eft naturel que cet homme fe porte à cet attentat, lorfqu'il eft perfuadé qu'immanquablement on va en enfer par cette voie *Ouvr. de* Bay. *tom.* 3. *p.* 653.

F 4

rieur ne lui auroit fait une loi de cette
conftance ! Le foleil & les aftres auroient une place fixe au firmament, &
ce feroit le hafard qui la leur auroit
fixée ! L'homme, cet ouvrage admirable
& parfait, compofé de deux fubftances,
dont l'une eft étendue & admirable-
ment organifée, l'autre immatérielle,
penfant, réfléchiffant, voulant, raifon-
nant, ne feroit pas la production d'un
Ouvrier infiniment habile ! Des lettres,
jettées confufément & au hafard fur
le papier, pourroient donc former le
poëme le plus beau, le plus harmo-
nieux ! Un bloc de marbre, détaché par
fon propre poids de la montagne, pourroit donc de lui-même fe changer en
ftatue de héros, & fe placer fur un
pied-d'eftal orné ! Non, non l'efprit n'a
jamais réuni deux idées auffi contraires,
l'ordre & le hafard. Le cœur feul a quelquefois defiré que la nature & la grace
n'euffent point d'auteur. Quand il croit
avoir réalifé fes defirs à cet égard, il

est dans le délire des passions; il a ses
intérêts; ce sont ceux de la corruption.

Telle est la situation des impies, des
libertins, de ceux qui font peu de cas
de la justice, de l'honnêteté, de la religion, des bonnes mœurs : ceux-là doivent desirer que Dieu n'existe pas;
ils doivent faire tous leurs efforts
pour se persuader, & pour persuader
aux autres, qu'il n'y a point de Dieu.
Il y a trois mille ans que les hommes corrompus disoient dans leur cœur:
Il n'y a point de Dieu. Depuis cette
époque tous les méchans, comme des
échos fideles, ont répété: *Il n'y a point
de Dieu.* Telle est la source, & la seule
source de l'Athéisme.

Mais revenons. S'il y a un Dieu,
comme tout le dit & rien ne prouve le
contraire, le *Suicide* doit-il en attendre
des récompenses ou des châtimens?
Certainement tout dit que, si Dieu
couronne l'héroïsme, ce n'est pas en la
personne du *Suicide* : il couronneroit

F 5

en ce cas la lâcheté & la fureur. Il est certain, au contraire, qu'il punit l'une & l'autre très-féverement, & ne récompenfe que le vrai courage & la folide vertu. S'il en agiffoit autrement, il donneroit à l'homme le droit facrilege d'être coupable envers Dieu, envers la patrie, envers le genre humain. N'eft-ce pas une impiété de penfer ainfi de Dieu?

Car Dieu eft jufte & faint, il aime effentiellement l'ordre & la vertu; il ne veut donc pas qu'on trouble cet ordre, qu'on outrage cette vertu : or, c'eft ce que fait le Suicide. Il remplit le monde de défordres, de crimes, de malheurs. Il dévafte la terre, autant qu'il eft en lui : il fait defcendre, avant leur naiffance, de nombreufes générations d'hommes dans le tombeau. Il encourage les fcélérats aux plus grands forfaits, en leur montrant une reffource affurée pour fe fouftraire aux fupplices, dont l'horreur feule peut arrêter leur

audace. Ajoutons qu'en attentant à ses
jours, il devient infidéle à ses devoirs;
manque à ses obligations les plus sa-
crées, méprise l'autorité légitime &
nécessaire, trompe les justes desirs, les
espérances légitimes de ses concitoyens,
de ses proches, de ses amis, &c., &c.
le Suicide n'est donc point une action
que Dieu approuve, & qu'il couronne.
C'est un désordre affreux qu'il con-
damne ; une opposition à ses desseins, qui lui déplaît souverainement;
une révolte contre lui-même , qui lui
est odieuse; un crime, en un mot, qu'il
ordonne aux hommes de punir dès cette
vie, & qu'il se réserve de punir séve-
rement dans l'autre.

L'ame meurt avec le corps: qui ne
se sent désespérer par cette idée? Il n'est
personne qui ne se trouve déshonoré de
se voir mettre de niveau avec la brute,
au-dessous même d'elle. Oui, dans la
supposition de la mortalité de l'ame on
est autorisé à regarder les brutes, bor-

nées au soin de leur conservation ;
comme jouissant d'un sort incompara-
blement plus heureux que celui de l'espece humaine. Si l'ame est mortelle,
dès-lors il faut regarder les hommes,
les uns comme les plus malheureux de
tous les êtres, les autres comme les
plus détestables. Ne voit-on pas les uns
vexés, tyrannisés, les autres oppri-
mants, injustes, inhumains ? Si tout finit
avec la vie, les premiers sont sans récompense, sans consolation, les seconds
sans remords, sans crainte de punition.
Qui ne voit qu'ici l'avantage est pour
la brute ? Qui ne frissonneroit donc à la
seule pensée qu'après le trépas c'en est
fait pour toujours de nous ?

Sage Auteur de la nature, vous qui
ne faites rien en vain, pourquoi avez-
vous mis en nous le desir nécessaire du
bonheur ? Pouvons-nous nous le procurer sur la terre ? D'où nous viennent ces
alarmes d'une conscience coupable ; ce
ferme espoir de la récompense, & cette

juste crainte du châtiment ? D'où est
venue à tous les peuples la ferme per-
suasion de l'existence de l'un & de l'autre dans la vie future ? Sans doute du
dogme éternel & universel de l'immortalité de l'ame : dogme qui date de la
naissance du monde ; que toutes les nations policées ou barbares ont toujours
reconnu, adopté. Or la réunion de tous
les siecles, de toutes les nations sur un
même point, doit être regardée comme
un oracle de la nature même. Se peut-il
qu'il y ait des hommes assez aveugles
pour résister à la lumiere qui jaillit de
cet accord général de tous les peuples,
de tous les siecles, & assez hardis pour
traiter d'erreur, de préjugé une vérité
qui a d'aussi solides fondemens.

Je laisse à des Controversistes plus
habiles que moi, le soin de développer
les preuves de l'existence de Dieu & de
l'immortalité de l'ame : j'insiste à prouver que l'irréligion conduit au *Suicide.*
J'ai ici l'aveu formel & presqu'unanime

de ceux qui ont arboré le plus ouver-
tement l'étendard de l'irréligion.

» Quand je suis accablé de douleur,
de misere, de mépris», dit l'Auteur
des Lettres Persanes (1), » pourquoi
» veut-on m'empêcher de mettre fin à
» mes peines ; & me priver cruelle-
» ment d'un remede qui est en mes
» mains (2)? »

» Chercher son bien, & fuir son
» mal, en ce qui n'offense point au-
» trui», dit Rousseau (3), » c'est le
» droit de la nature. Quand notre vie
» est un mal pour nous, & n'est un bien
» pour personne, il est donc permis de
» s'en délivrer. S'il y a dans le monde
» une maxime évidente & certaine, je
» pense que c'est celle-là ; & si l'on
» venoit à bout de la renverser, il n'y

____

(1) *Lett.* 14.

(2) Voyez la réfutation qu'en a faite M.
Dumas : *Traité du Suicide*, *chap.* 6, *p.* 289 &
suivantes.

(3) *Nouv. Héloïs. tom.* 3, *lettre* 1ʳᵉ.

» a point d'action humaine dont on ne
» peut faire un crime (1).»

» Si la même force qui oblige tous
» les êtres intelligens à chérir leur exis-
» tence», dit l'Auteur du Système de
la Nature (2), » rend celle d'un homme
» si pénible & si cruelle, qu'il la trouve
» odieuse & insupportable, il sort de
» son espece; l'ordre est détruit pour
» lui; &, en se privant de la vie, il ac-
» complit un arrêt de la nature, qui
» veut qu'il n'existe plus (3)».

Tu es déraisonnable, *Usbek*, tu te
plains sans fondement. Qui t'empêche
de mettre fin à tes peines? On veut
seulement t'arracher des mains le poignard fatal, parce qu'au lieu de terminer tes peines, il peut les augmenter(4).

----

(1) Rousseau s'est réfuté lui-même dans la
lettre 2e, dont je rapporterai quelques traits.

(2) Ire. part. chap. 14, pag. 302 & suiv.

(3) Voyez la Réfutation qu'ont fait de cet
Ouvrage Mrs. Castillon, Bergier, Holand, &c.

(4) Comme il n'est rien moins que certain,

Tu veux terminer tes peines! mais tu ne veux pas fans doute rifquer de les aggraver! tu es dans le délire; le tranf-port eft formé en toi, la frénéfie eft vifible; quel tort te fait-on de tâcher de rétablir ton cerveau? Te voilà livré à un chagrin exceffif; peux-tu favoir mauvais gré à ceux qui te mettent fous les yeux des motifs capables de t'enga-ger à maintenir l'empire de la raifon fur toi? Tu es époux, pere, frere, ami: quel tort te fait-on de te conferver pour une époufe qui t'aime tendrement, pour des enfans qui ont encore befoin de toi, pour des parens, dont tu es la ref-fource, pour un ami qui fuccombéroit peut-être au chagrin de t'avoir perdu?

Et toi, qui as fçu donner au plus grands paradoxes la nuance de la vérité, fouffres que je te combatte avec tes

---

qu'après les peines du temps il n'y en ait point dans l'éternité, le doute feul devroit arrêter la main du *Suicide.*

propres armes. Il eſt donc permis, ſelon toi, » de ceſſer de vivre? La preuve » en eſt ſinguliere ; c'eſt que tu as » envie de mourir. Voilà certes un » argument fort commode pour les » ſcélérats : ils doivent t'être bien obli- » gés des armes que tu leur four- » nis; il n'y aura plus de forfaits qu'ils » ne juſtifient par la tentation de les » commettre ; & dès que la vio- » lence de la paſſion l'emportera ſur » l'horreur du crime dans le deſir de » mal faire, ils en trouveront auſſi le » droit.

» Il t'eſt donc permis de ceſſer de » vivre? Je voudrois bien ſavoir ſi tu » as commencé? Quoi! fus-tu placé ſur » la terre pour n'y rien faire? Le Ciel » ne t'impoſa-t-il point avec la vie une » tâche pour la remplir? Si tu as fait » ta journée avant le ſoir , repoſe-toi » le reſte du jour, tu le peux: mais, » voyons ton ouvrage. Quelle réponſe » tiens-tu prête au grand Juge , qui te

» demandera compte de ton temps ?
» Parles, que lui diras-tu ? ... Malheu-
» reux ! trouve - moi ce juste qui se
» vante d'avoir assez vécu, que j'ap-
» prenne de lui comment il faut avoir
» porté la vie pour être en droit de la
» quitter, &c. ».

Et toi encore, qui, te donnant pour
l'interprète de la nature, lui as supposé
des principes faux & l'as mise éter-
nellement en contradiction avec elle-
même, dis-nous quelle force il y a dans
l'inertie ? Quel courage à succomber au
chagrin, à la douleur, à la misere !
conviens que la mort qu'on se donne à
soi-même, est honteuse & furtive. Où
étois-tu, quand la nature t'a formé ?
T'a-t-elle appellé à son conseil pour te
tirer du néant ? Quel besoin a t-elle de
ton secours, pour t'ôter le souffle que
son Auteur t'a communiqué ? Les maladies, la vieillesse, voilà les Satellites
dont elle se servira pour te signifier
l'ordre du départ.

Voilà donc l'irréligion convaincue de conduire au *Suicide.* Mais quel besoin avions-nous de son aveu? Depuis soixante ou quatre-vingts ans les progrès de l'un sont marqués par les progrès de l'autre. Si l'on juge donc de l'arbre par les fruits, quelle idée aura-t-on de celui qui en produit d'aussi mauvais? Quiconque est attaché à son existence, doit donc secouer au plus vîte le joug de l'irréligion, s'il a le malheur de le porter. Qu'il rappelle avec empressement la religion qu'il avoit embrassée dès l'enfance, mais que les passions lui avoient fait abandonner: qu'il en retrace l'idée dans son esprit; qu'il la fasse régner dans son cœur; qu'il réclame ses secours, qu'il rappelle ses menaces; qu'il se nourrisse de ses promesses. En se comportant ainsi, il n'attentera jamais à ses jours.

Voies propres à inspirer de l'horreur pour l'Irréligion.

Il y a un Dieu, de qui je tiens l'existence, & qui seul a droit de me la retirer. Son pouvoir est fondé sur son titre

Doctrine de la Religion Chrétienne opposée à cel-

 de Créateur (1). Ma dépendance eſt
écrite ſur mon front ; aucun cheveu de
ma tête ne peut tomber ſans ſon ordre.
J'ai une ame qui ne doit point mourir.
Il y a une autre vie que celle-ci.... Ces
vérités ſont gravées en caracteres de feu
dans le cœur de tout homme raiſon-
nable. L'une & l'autre loi n'ont fait que
les développer, en donnant des préceptes relatifs à l'exiſtence.

Ici je vois le ciel tout en feu : mes
yeux ſont éblouis par le brillant des
éclairs ; mes oreilles ſont frappées du
bruit du tonnerre. Le Dieu de toute
majeſté paroît ſur le ſommet d'une
montagne : il parle, que dit-il ? Des choſes propres à faire connoître à l'homme
ſes devoirs par rapport à celui de qui
il tient tout, par rapport à ceux avec
leſquels il doit vivre, par rapport à lui-

---

(1) C'eſt un axiome reçu de tout le monde,
qu'il faut autant de pouvoir pour détruire que
pour créer : *ejuſdem eſt deſtruere cujus eſt
condere.*

même, qu'il doit gouverner. Parmi ces devoirs, il lui notifie le plus essentiel pour la conservation du genre humain, avec ce ton de maître qui annonce qu'il veut être obéi, & qu'il a le pouvoir de se faire obéir. *Tu ne tueras pas*, lui dit-il (1). M'imaginerois-je que ce précepte ne m'impose pas la nécessité de conserver ma vie! ne suis-je pas un homme! celui qui se tue, ne tue-t-il pas un homme (2).

Là je vois un homme simple dans son extérieur, sans faste, sans suite, sans cette pompe effrayante qui fait tomber les peuples aux pieds des Rois; qui dispose cependant de la nature & des élémens à son gré. A son comman-

____

(1) Exode, *chap.* 20, *v.* 13.

(2) Non occides, nec alterum, ergo nec te; neque enim qui se occidit, aliud quàm hominem occidit. *Aug. de Civit. Dei, cap.* 20, *tol.* 20. . . . . Lactence parle-à-peu-près de même en expliquant ce passage: voyez son livre, *De falsa Sapientia*, lib. 3, p. 299.

dement les morts sortent de leurs tombeaux, les aveugles voient, les sourds entendent, les boiteux marchent. Ce qu'il y a de plus remarquable dans ces prodiges, c'est que c'est en son nom qu'il les fait. Je conclus qu'il est Dieu. Ses discours sont marqués au même coin de la divinité, ce sont des oracles. Il en profère sans nombre. Mais un de ceux qui me frappent le plus, c'est celui-ci: *Possédez votre ame en paix* (1). Hé! dans quelle circonstance fait-il ce précepte aux humains! Dans le temps qu'il prédit des guerres, des séditions, la peste, la famine, des tremblemens de terre, des signes effrayans dans le ciel; dans le temps qu'il prévoit & annonce la destruction d'une ville fameuse, & que les horreurs de son siége, à jamais mémorable, frappent fortement son esprit, & arrachent des larmes de ses yeux; dans des circonstances enfin, telles

____

(1) Luc, *chap.* 21, v. 19.

à péu près où les braves de nos jours assurent qu'il est permis de se priver de la vie.

Les véritables disciples de ce Dieu fait homme ont toujours obéi à ce commandement. Mille & mille parmi eux ont été exposés aux plus grands malheurs, & aucun n'a attenté à ses jours. S'il en est qui, par empressement à se procurer le ciel, sont allés au-devant de la mort, ils n'ont été avoués par la Religion, que quand elle a pu conjecturer avec fondement qu'ils avoient été inspirés (1); les autres, elle les rejette comme des Suicides (2). Elle ne rejette pas avec moins d'horreur ceux qui écrivent en faveur du meurtre volontaire de soi-même. C'est pour la rendre odieuse que ses ennemis font des efforts pour

____

(1) Hoc fecerunt non humanitùs deceptæ, sed divinitùs jussæ, nec errantes, sed obedientes. *Aug. de Civit. Dei, lib.* 1, *cap.* 26.

(2) *Concil. Laod. can.* 33, *prim. Cartag. can.* 20; 2. *Braccar. can.* 16.

entacher de leur doctrine meurtriere des Docteurs dont elle a toujours révéré la mémoire & les écrits (1).

Si c'étoit ici le lieu de faire l'éloge des héros de la Religion, qui, au milieu des plus grands malheurs, ont possédé leur ame en paix, & n'ont pas eu la moindre pensée d'abréger leurs maux en abrégeant leurs jours, quelque foible que soit ma voix, j'en dirois des choses admirables; parce que de pareils sujets prêteroient beaucoup. Qu'il me soit permis seulement de fixer mes regards

____

(1) M. de Voltaire, & après lui plusieurs autres ont accusé S. Thomas d'avoir été partisan de la doctrine du Suicide. Je ne sais où ce saint Docteur a enseigné pareille chose: mais je sais que, quand il a traité cette matiere *ex professo*, comme l'on dit, il a enseigné tout le contraire. Qu'on lise sa 2.de Quest. 64, art. 5. Comme S. Thomas a toujours passé pour un esprit très-juste, je ne puis croire qu'il se soit contredit, à moins qu'on ne cite l'endroit où se trouve cette contradiction.

fur la France, j'y trouverai un Héros,
parmi plufieurs autres, que la conftance
dans les malheurs a honoré infiniment.
C'eft Louis IX. Fut-il jamais de pofi-
tion auffi propre à porter au défefpoir,
que celle où il fe trouva après fa prife à
Chermafach ! Au pouvoir d'hommes barbares, chargé de chaînes, expofé à des
railleries piquantes, entendant des blaf-
phêmes affreux, il fit paroître un courage qui attira l'admiration & l'étonnement de fes ennemis. Qu'il leur
parut grand dans les fers ? Que de lumieres ils virent fortir de fa perfonne
du fond même de fon cachot! Oui,
Louis IX paroît infiniment plus grand
entre les mains des Sarrazins, que fur
le pont de *Taillebourg*, & à la def-
cente de *Damiette.* Qu'elle eft eftimable
cette Religion qui rend l'homme fi
grand, qui l'éleve fi fort au-deffus de
lui-même & de fes malheurs!

Reparoiffez donc, Religion fainte !
fille du Ciel, defcendez du féjour où

G

vous paroiſſez vous être fixée ! voyez le terrein immenſe que votre rivale gagne chaque jour : venez lui en diſputer la conquête ! Peu contente de faire des efforts pour bannir du Ciel & de la terre le Dieu qui a créé l'un & l'autre, elle jette des yeux envieux ſur les hommes, ſes images : que ne fait-elle pas pour en défigurer tous les traits ! Ils doivent reſſembler à Dieu par la vertu, & l'irréligion leur fait croire que la vertu n'eſt qu'un vain nom. Ils doivent lui reſſembler par la pureté de leurs mœurs, & elle leur dit que la fornication, le vol, le meurtre, l'adultere ne ſont que des jeux. Craignant encore que toutes ces tentatives ne ſoient pas ſuffiſantes pour défigurer l'auguſte image de la Divinité, elle emploie une voie plus courte, & par malheur trop efficace. Elle met en la main des hommes, le fer ; dans leur eſprit, le déſeſpoir ; dans leur cœur, la fureur : en cet état, elle leur dit d'un ton de propheteſſe ;

» Tuez-vous, fi vous vous ennuyez de
» vivre. La vie vous fut donnée comme
» une faveur, vous pouvez-donc la ren-
» dre, lorfqu'elle ne l'eft plus (1) ».

Les aveugles humains avalent avec
avidité la liqueur empoifonnée de fa
meurtriere doctrine. Le venin paffe des
grandes villes aux médiocres, de celles-
ci aux hameaux. Tout fe dépeuple, tout
préfente les fpectacles les plus affli-
geans pour l'humanité. Ici de tendres
enfans demandent au cordon fatal leur
pere, qu'il a fuffoqué. Là une époufe
défolée attend fur le rivage le corps
d'un époux qui s'eft livré à la fureur des
ondes. Tantôt c'eft par la voie de cet
inftrument meurtrier, inventé par une
trop funefte induftrie, qu'un jeune dé-
bauché termine fes jours. Tantôt un
autre fe fert, pour couper la trame de
fa vie, de l'inftrument qui lui avoit été

---

(1) *Lettre Perfanne déjà citée.*

G 2

donné pour défendre la patrie, &c. &c.

Des ruisseaux de larmes coulent dans presque toutes les familles. Le déshonneur les flétrit. Les gens de bien gémissent : ceux qui sont attachés à la Patrie jettent les hauts cris en la voyant se dépeupler ; ils vous adressent leurs vœux, à vous qui avez été instituée pour rendre les hommes heureux : pourriez-vous ne pas les exaucer ! Que nos crimes ne vous empêchent pas de jetter un regard favorable sur nous, votre destination est de les effacer.

Encore une fois, reparoissez, fille du Ciel, parlez ! élevez votre voix plus haut que votre rivale ; dites ces mots sacrés, que vous prononçâtes autrefois par la bouche de celui qui vous représentoit, parce qu'il étoit la Vérité, & que vous l'êtes aussi : » *Possédez votre ame en paix* », Que ces paroles soient répétées par tous les échos de la terre ; que votre rivale soit épouvantée par le bruit de ces sons ; qu'elle en prenne la fuite, & rentre dans le cahos d'où elle étoit sortie.

CONCLUSION.

J'ai fait mes efforts pour prouver qu'à chaque cause qui conduit au *Suicide*, on peut opposer un moyen propre à le détruire, ou au moins à l'affoiblir. Qui pourroit avancer, avec preuve, qu'on ne peut pas détourner, jusqu'à un certain point, l'influence du climat? Qu'on ne sauroit corriger les vices du tempérament? Qu'il faut nécessairement succomber au chagrin? Qu'on ne peut vaincre les passions ? Qu'on ne tend pas plutôt à l'héroïsme en montrant un courage au-dessus des événemens, qu'en s'en laissant dominer ? Que l'irréligion n'a pas de mauvais effets; que l'exécution des loix pénales n'est pas propre à arrêter la main des malfaiteurs; qu'enfin il n'y a pas mille autres moyens d'attacher les hommes à la vie, & de la leur rendre agréable? Je n'imagine pas qu'on puisse dire rien de bien fort contre mes assertions, ni en faveur de celles qui leur sont opposées. J'ai donc prouvé qu'on peut remédier au *Suicide*: car, selon un axiome connu, *la cause une fois ôtée, l'effet doit disparoître*. Il ne me reste qu'à exhorter les hommes à se servir des moyens que je leur ai fournis, pour résister à la tentation de se tuer.

Que leur dirai-je donc?.. A ceux qui par leurs mauvais traitemens précipitent les autres dans les bras de la mort? Je dirai: Cessez d'être oppresseurs & méchans.

Au créancier impitoyable je dirai: Traite ton débiteur humainement, essaie sur lui le pouvoir de la bienfaisance & de la patience: n'agis pas à son égard comme le loup cruel en agit à l'égard de la timide brebis. Accablé sous le poids de ses dettes, toujours tremblant que ses chaînes ne s'appesantissent, il cherche à s'en décharger; & , comme tout autre moyen que celui de se priver de la vie lui est ôté , il se sert de celui qu'il a en main: c'est-à-dire, qu'il brise ses chaînes, en rompant les liens qui l'attachent à la terre. Pour se venger de toi , il outrage la nature; tu es donc complice du vol qu'il fait à la société.

Au Banqueroutier frauduleux, je dirai : N'enleves pas à la mere tendre son nécessaire; en le faisant, tu tarirois dans son sein la source même de la fécondité : n'arraches pas aux enfans ce qu'ils réservent pour le soulagement de la vieillesse de leurs peres. Laisses à l'Artisan utile le fruit de son labeur; au Particulier, le droit sacré de la propriété, &c., &c. S'ils se hâtent de secouer la dépouille fragile de leurs corps, à qui faut-il s'en prendre qu'à toi, qui les accables sous le poids de l'injustice.

Au Riche avare je dirai: Réserves tes dédains pour l'orgueilleux, pour l'infolent opulent; ne les fais pas tomber fur l'humble pauvre, fur l'indigent qui fouffre. S'il ne s'enflamme pas pour la vie, qui en eft la caufe? Toi qui contribues par ta dureté à la lui rendre infupportable! S'il n'entend pas la voix de la nature, qui en eft la caufe? Toi, qui intercepte fes fons. S'il eft impatient dans fa mifere, qui en eft la caufe? Toi, qui ne lui laiffes efpérer aucun foulagement. S'il manque de confiance en la Providence, qui en eft la caufe? Toi, qui fembles en tarir les fources.

Au Philofophe, qui enfeigne la doctrine meurtriere de foi-même, je dirai: Ceffes d'exalter les têtes par tes raifonnemens captieux: parles pour la nature, pour la Religion, pour la vertu, pour les bonnes mœurs: abandonnes un fyftême contraire à tous ces attributs bienfaifants: fouviens-toi que les talens dont tu as été doué, ne font bien employés que quand tu t'en fers pour foutenir les foibles, pour encourager les chancelants, & non pour défefpérer les hommes.

O! quand les méchans dont je viens de parler, & plufieurs autres dont je tais les noms ainfi que les fonctions, cefferont de contribuer au malheur de leurs femblables, la Nature aura bien-tôt fait revivre fes droits : perfonne ne les oubliera, en fe donnant la mort. Les racines de la vie deviendront plus profondes, les branches qu'elles pouf-feront feront défignées par la joie & la gaieté (l'une & l'autre en effet font na-turelles à l'homme heureux, la trifteffe au contraire, la douleur, l'air morne & rêveur, l'ennui de la vie, font comme peints fur le vifage du malheureux).

A ceux qui fe tuent, je leur mettrai fous les yeux les motifs les plus pref-fants pour les attacher à la vie. Les obligations que leur impofe leur état de pere, néceffaire à fa famille ; de Magiftrat, utile à la fociété ; d'Artifan, laborieux & intelligent : que de liens

partent de ces points d'appui pour attacher l'homme à la vie!

Je ne fuis dans aucune de ces poſi-
tions, me dira quelqu'un: & pour cela,
tu te crois affranchi de tout! & tu
penſe que ta mort doit être indifférente
à tout le monde! Songes-tu que c'eſt à
ton ami que tu l'oſe dire? Mourir à
mes dépens ne t'importe gueres! Tu
comptes pour rien mes regrets! quoi! il
eſt une perſonne au monde à qui ton
bonheur manque pour être heureuſe,
& tu penſes ne lui rien devoir! ne
crains-tu point que ta perte n'en entraîne une autre encore plus cruelle, en
ôtant au monde l'exemple rare de deux
vrais amis, & à la vertu de l'amitié,
ſon plus bel ornement!

Mais ne parlons plus des droits de
l'amitié, que tu mépriſes: n'en eſt-il
point de plus chers encore, qui t'obli-
gent à te conſerver? „ La ſociété, à qui
tu dois ta conſervation, tes talens, tes
lumieres; la patrie, à qui tu appar-

tiens, les malheureux qui ont besoin
de toi, ne leur dois-tu rien „?

„ O l'exact dénombrement que tu fais!
parmi les devoirs que tu comptes, tu
n'oublies que ceux d'homme & de citoyen. Où est ce vertueux patriote, qui
refuse de vendre son sang à un Prince
étranger, parce qu'il ne doit le verser
que pour son pays, & qui veut maintenant le répandre en désespéré contre
l'expresse défense des loix! les loix, les
loix, jeune homme! le sage les mé-
prise-t-il? Socrate innocent, par respect
pour elles, ne voulut pas sortir de prison. Tu ne balance point à les violer
pour sortir injustement de la vie, & tu
demande, quel mal fais-je? „ . . .

„ Crois-tu t'excuser sur ton obscurité?
Ta foiblesse t'exempte-t-elle de tes devoirs? Et pour n'avoir ni nom, ni rang
dans ta patrie, en es-tu moins soumis
à ses loix? Il te sied bien d'oser parler de
mourir, tandis que tu dois l'usage de
ta vie à tes semblables! apprends qu'une

mort telle que tu la médite, est honteuse & furtive. C'est un vol fait au
genre humain. Avant de le quitter,
rends-lui ce qu'il a fait pour toi. »

» Mais je ne tiens à rien! je suis inutile au monde! Philosophe d'un jour!
ignores-tu que tu ne saurois faire un
pas sur la terre, sans y trouver quelque
devoir à remplir, & que tout homme
est utile à l'humanité par cela seul qu'il
existe. »

» Ecoute-moi, jeune insensé, tu m'es
cher, j'ai pitié de tes erreurs. S'il te
reste au fond du cœur le moindre sen-
timent de vertu, viens, que je t'ap-
prenne à aimer la vie. Chaque fois que
tu seras tenté d'en sortir, dis en toi-
même: que je fasse encore une bonne
action avant que de mourir; puis vas
chercher quelque indigent à secourir,
quelque infortuné à consoler, quelque
opprimé à défendre. Rapproche de moi
les malheureux que mon abord inti-
mide; ne crains d'abuser ni de ma

bourſe, ni de mon crédit: prends, épuiſe mes biens, fais-moi riche. Si cette conſidération te retient aujourd'hui, elle te retiendra encore demain, toute la vie. Si elle ne te retient pas, meurs, tu n'es qu'un méchant ».

Que dis-je ! dans cette ſuppoſition même, Ah ! vis encore ! tout méchant que tu es, peut-être n'es-tu pas lâche ! Or tu peux faire, avant de mourir, une action courageuſe : corrige tes mœurs, répare les maux que tu as faits, donne bon exemple, rentres enfin dans le chemin de la vertu. As-tu fait ? A cette époque, ſi l'Auteur de ta vie te la redemande, rends-la lui, & dis avec confiance.

Vixi, & quem dedit curſum fortuna peregi.

F I N.

TABLE
DES CHAPITRES.

APPROBATION.

J'AI lu, par ordre de Monseigneur le Garde des Sceaux, un Manuscrit intitulé : *Moyens propres à garantir les Hommes du Suicide ; &* je n'y ai rien trouvé qui doive en empêcher l'impression. A Paris, ce 27 Janvier 1779.

LOURDET, Professeur Royal.

PRIVILEGE DU ROI.

LOUIS, par la grace de Dieu, Roi de France & de Navarre ; A nos amés & féaux Conseillers, les Gens tenans nos Cours de Parlement, Maîtres des Requêtes ordinaires de notre Hôtel, Grand-Conseil, Prévôt de Paris, Baillifs, Sénéchaux, leurs Lieutenans Civils, & autres nos Justiciers qu'il appartiendra : SALUT. Notre amé le Frere LALIMAN, Dominicain, Nous a fait exposer qu'il desireroit faire imprimer & donner au Public un Ouvrage de sa composition, intitulé : *Moyens propres à garantir les Hommes du Suicide* ; s'il Nous plaisoit lui accorder nos Lettres de Privilege à ce nécessaires. A CES CAUSES, voulant favorablement traiter l'Exposant, Nous lui avons permis & permettons de faire imprimer ledit Ouvrage autant de fois que bon lui semblera, & de le vendre, faire vendre par tout notre Royaume. &c. FAISONS défenses à tous Imprimeurs, Libraires & autres personnes de quelque qualité & condition qu'elles foient, d'en introduire d'impreffion étrangere dans aucun lieu de notre obéiffance ; comme auffi d'imprimer ou faire imprimer, vendre, faire vendre, débiter ni contrefaire ledit Ouvrage, fous quelque prétexte que ce puiffe être, fans la permiffion expreffe & par écrit dudit Expofant, ou de celui qui le repréfentera, à peine de faifie & de confifcation des Exemplaires contrefaits, de fix mille livres d'amende, qui ne pourra être modérée pour la premiere fois, de pareille amende & de déchéance d'état en cas de récidive, & de tous dépens, dommages & intérêts, conformément à l'Arrêt du Confeil du trente Août 1777, concernant les contrefaçons. A la charge que ces Préfentes feront enregiftrées tout au long fur le Regiftre de la Communauté des Imprimeurs & Libraires de Paris, dans trois mois de la date d'icelles ; que l'impreffion dudit Ouvrage fera faite dans notre Royaume & non ailleurs, en beau papier & beau caractere, conformément aux Réglemens de la Librairie, à peine de déchéance du préfent Privilege : &c. Donné à Paris le dixieme jour de Novembre, l'an de grace mil fept cent foixante-dix-neuf, & de notre Regne le fixieme. Par le Roi en fon Confeil,   LEBEGUE.

Regiftré fur le Regiftre XXI de la Chambre Royale & Syndicale des Libraires & Imprimeurs de Paris, N° 1656, folio 221, conformément aux difpofitions énoncées dans le préfent Privilege & à la charge de remettre à ladite Chambre les huit Exemplaires prefcrits par l'Article CVIII du Réglement de 1723. A Paris, ce 30 Novembre 1779.

A. M. LOTTIN l'aîné, *Syndic.*

Fautes à corriger.

Page 36, note, lig. 3, *Cum Pompeium,* lisez: *Cnæum Pompeium.*

Même note, lig. 8, *Lact anno 20,* lisez: *Tacit. Annal. liv. 14. chap. 20.*

Pag. 60, lig. 4, *sophisme,* lisez: *Sophiste.*

Pag. 75, lig. 3, *projets vagues,* ,lisez: *sans fin.*

Pag. 109, lig. 4, *auxquelles,* lisez: *auxquels.*

Pag. 144; note, lig. 7, *sa* 2de *quest.* lisez: *sa* 2de 2de. *quest.*

Pag. 149, lig. 4, *propre à le détruire,* lisez: *propre à la détruire.*

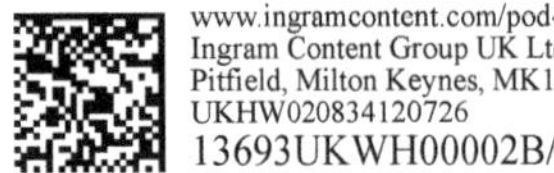